AF371551

LA
MÉDECINE PUBLIQUE
EN ANGLETERRE

PAR

WALTER DOUGLAS HOGG

Docteur en médecine, lauréat de la Faculté de Paris,
Pharmacien de 1re classe,
Membre de la Commission d'hygiène du VIIIe arrondissement,
Membre de la Société des *Publics Analysts*
et *Fellow of the Chemical Society*, d'Angleterre,
Secrétaire de la Société médicale de l'Élysée,
Membre de la Société de médecine publique et d'Hygiène professionnelle,
de la Société de médecine pratique
et de la Société de pharmacie de Paris.

PARIS

G. MASSON, ÉDITEUR

LIBRAIRE DE L'ACADÉMIE DE MÉDECINE

120, Boulevard Saint-Germain, en face de l'École de Médecine.

M DCCC LXXXIII

LA

MÉDECINE PUBLIQUE

EN ANGLETERRE

7527-83. — CORBEIL. Typ. et stér. CRÉTÉ.

LA
MÉDECINE PUBLIQUE
EN ANGLETERRE

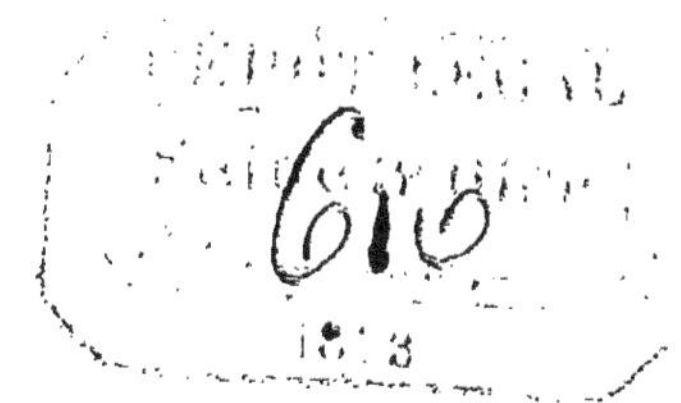

PAR

WALTER DOUGLAS HOGG

Docteur en médecine, lauréat de la Faculté de Paris,
Pharmacien de 1re classe,
Membre de la Commission d'hygiène du VIIIe arrondissement,
Membre de la Société des *Publics Analysts*
et *Fellow of the Chemical Society*, d'Angleterre,
Secrétaire de la Société médicale de l'Élysée,
Membre de la Société de médecine publique et d'hygiène professionnelle.
de la Société de médecine pratique
et de la Société de pharmacie de Paris.

PARIS
G. MASSON, ÉDITEUR
LIBRAIRE DE L'ACADÉMIE DE MÉDECINE
120, Boulevard Saint-Germain, en face de l'École de Médecine.

M DCCC LXXXIII

LA
MÉDECINE PUBLIQUE
EN ANGLETERRE

I

CONSIDÉRATIONS GÉNÉRALES

La médecine publique tend tous les jours davantage à prendre la place qu'elle mérite d'occuper chez les nations éclairées. Étape par étape, elle s'avance lentement mais sûrement sur la voie que lui ont frayée avec un infatigable dévouement les hommes qui se sont consacrés à l'étude des sciences sanitaires. Après avoir franchi les obstacles sans nombre qu'élèvent au-devant de tout progrès la routine et l'ignorance, elle semble sur le point d'être définitivement classée au rang qui lui revient parmi les connaissances les plus utiles à l'homme.

Ce n'est pas seulement à naître que cette science a rencontré des obstacles ; elle en a trouvé encore de plus difficiles peut-être pour passer de la théorie à la pratique. Inconnue du plus grand nombre, ne faisant l'objet d'aucun enseignement particulier, privée par conséquent de l'appui de l'opinion publique indispensable au succès de toute innovation, et

"

de plus entravée par des errements séculaires, il fallut bien des efforts pour la tirer de son obscurité et lui ménager dans le parlement un accueil favorable.

En Angleterre toutes les lois sanitaires ont subi les mêmes phases avant d'être adoptées.

En général leurs dispositions ont commencé par séduire une municipalité isolée, qui, poussée par l'impérieuse nécessité de satisfaire à des exigences locales, s'est décidée à insérer dans une ordonnance quelconque une prescription spéciale touchant à une question d'hygiène. Peu à peu les communes voisines, voyant que ces mesures réussissaient, les ont adoptées à leur tour, fournissant à l'expérience un champ toujours de plus en plus vaste. Dans ces conditions, l'État ne pouvait manquer de s'en emparer et d'ordonner dans l'intérêt général l'observation de pratiques déjà mises à l'épreuve avec succès sur divers points du territoire.

Nous pourrions citer néanmoins bien des exceptions où l'initiative est venue de l'État. En Angleterre, d'ailleurs, cette initiative en matière d'hygiène est non seulement acceptée, mais considérée comme un devoir qui incombe aux pouvoirs publics. Le nom même par lequel on y désigne la médecine publique (*State medecine*), médecine d'État, prouve toute l'importance qu'on y accorde à l'influence administrative. C'est à l'État que s'adresse l'hygiéniste dans ses justes revendications, c'est à lui qu'il soumet ses doléances : bref, il est un « véritable conseiller de l'État », selon l'expression dont s'est servi le Dr Simon à l'ouverture de la session du dernier Congrès International de médecine.

Il semble rationnel, en effet, de donner suite aux projets d'un petit nombre de spécialistes prévoyants, plutôt que d'attendre un mouvement d'opinion toujours lent à se produire et qui ne se prononce le plus souvent que lorsque le mal est fait.

Quoi qu'il en soit, l'indépendance dont jouissent les municipalités élues ne laissa pas que de créer parfois au Gouvernement une situation très délicate, obligé qu'il était de prendre en considération des droits dont celles-ci sont si jalouses. Aussi les lois tiennent-elles toujours largement compte de cette espèce d'autonomie. Aucune de celles qui visent les mesures sanitaires n'a été revêtue du caractère de l'obligation. Le pouvoir local, mandataire de la majorité des contribuables, peut les adopter ou les rejeter à son gré. Il est bien entendu que dans certains cas, lorsque l'intérêt général l'exige, il se trouve une autorité supérieure pour aviser (1). Mais dans la pratique ordinaire, l'État n'impose aucune contrainte.

Habituellement sur une demande signée de vingt propriétaires ou habitants des districts qui payent la taxe spéciale des indigents, l'autorité convoque tous les imposés pour les consulter sur l'opportunité d'appliquer telle ou telle loi promulguée par le

---

(1) En présence d'une épidémie, ou de toute autre circonstance grave, le Local Government Board prend des arrêtés qui restent en vigueur pendant six mois au plus ; mais ils sont renouvelables (11 et 19. Vict c. 116, s. 5).

gouvernement local : la décision est prise à la majorité des suffrages exprimés.

Ces coutumes peuvent paraître bizarres à des
Français ; ils trouveront qu'une loi doit être considérée comme étant bonne ou inutile : dans le premier cas tous ont le devoir de s'y conformer, dans le
second il faut l'abroger.

Eu égard aux mœurs nationales de l'Angleterre, ce
qui s'y passe est parfaitement justifié. L'opinion publique joue un rôle souverain. Elle se pose partout
en suprême arbitre et ainsi se réalise ce que les Anglais appellent si bien le *self government*.

Tout en respectant l'indépendance des municipalités, l'État a voulu cependant que s'il leur plaisait
d'adopter des mesures sanitaires, celles-ci fussent
partout identiques, et il a dressé sur ce point une
sorte de programme obligatoire. Ce procédé n'est
d'ailleurs que la réédition d'une coutume romaine.

Il ne faut pas oublier que les progrès sociaux ne se
décrètent pas et que l'avancement de la médecine
publique est intimement lié au degré de civilisation
et de lumière auquel un pays est arrivé (1).

---

(1) « L'hygiène publique est une science tout à fait moderne ; et
cela se comprend du reste si l'on songe que c'est une science d'application et que, tributaire de toutes les sciences, tirant ses ressources
de la physiologie, de la pathologie, de la chimie, de la physique,
de l'art de l'architecte et de l'ingénieur, se chargeant d'appliquer
les plus récentes découvertes à la protection de la vie humaine, à
l'amélioration de la santé générale, elle ne pouvait remplir efficacement ce rôle qu'à une époque où toutes les sciences ont acquis le
degré de certitude relative qu'elles possèdent aujourd'hui. » D' H.
Napias, *Manuel d'hygiène industrielle*. Paris, Masson, 1882.

Le système anglais se justifie donc par les nécessités mêmes de l'objet auquel il s'applique. Si les ordonnances de police avaient précédé au lieu de suivre le progrès des mœurs, elles eussent peut-être manqué leur but, car la force est un moyen défectueux quand il s'agit d'obligations qui, pour être efficaces, ont besoin d'être volontairement acceptées par tous et dont chacun doit s'acquitter scrupuleusement.

La moindre infraction aux préceptes de l'hygiène suffit parfois pour engendrer des maux considérables. En remontant à l'origine d'épidémies meurtrières on a pu souvent constater qu'elles procédaient de causes accidentelles ou permanentes dont le public n'avait pas conscience et qui par conséquent échappaient à l'action et au contrôle de toute autorité compétente.

Sans doute il faut des lois sanctionnées par des pénalités sérieuses; mais ce qu'il faut aussi c'est, grâce aux connaissances spéciales largement distribuées, une soumission volontaire à des mesures dont on aura reconnu l'incontestable utilité.

En accordant à l'enseignement de l'hygiène publique une place dans les écoles, on a hautement signifié que parmi les devoirs imposés par la vie en commun, celui qui défend de compromettre par ignorance la santé, partant la vie d'autrui, n'est pas le moins impératif.

C'est ainsi que l'instruction répandue avec profusion obtient de l'effort spontané, de la volonté désintéressée, une œuvre que n'impose aucune prescription légale.

En France, l'opinion publique commence égalememt à se préoccuper des problèmes sanitaires. La presse la tient au courant des faits qui s'y rapportent; par elle certaines innovations ont gagné de suite la faveur universelle.

On l'a vu à l'occasion de la création du Laboratoire municipal de Paris, qui, en quelques mois, est devenu pour ainsi dire populaire. Les questions des eaux, du travail des enfants dans les manufactures, des émanations insalubres provenant d'usines situées aux environs de Paris, de l'étiologie de la fièvre typhoïde et des autres affections épidémiques, captivent à un haut degré l'attention de milliers de lecteurs.

Peu de sujets, en effet, touchent à des intérêts plus variés et plus dignes de sollicitude. « La santé de l'ouvrier, a dit lord Beaconsfield, est un problème social qui doit primer tous les autres. » M. de Freycinet, dans son *Traité d'Assainissement industriel*, prétend qu'actuellement « la plupart des industries sont insalubres. »

Ces deux opinions expliquent les efforts dépensés de nos jours à la recherche des mesures qui peuvent exercer une action favorable sur le bien-être et la santé des populations.

C'est en raison du vif intérêt que présentent ces questions qu'il nous a paru utile d'exposer l'état actuel de la médecine publique dans un pays où elle est depuis longues années pratiquement organisée et particulièrement développée. Il nous a semblé que cette organisation méritait d'être mieux connue dans son ensemble et dans ses curieux détails.

Ce qui se fait à l'étranger constitue une sorte d'expérimentation qu'il convient de mettre à profit. En tenant compte des coutumes, du caractère, du génie particulier des nations, on arrive à se faire une idée plus nette de la façon dont on doit procéder chez soi, et à éviter les erreurs dans lesquelles nos prédécesseurs ont pu tomber.

Loin de vouloir proposer une imitation servile, notre désir est uniquement d'ajouter un document de plus à ceux qui ont été dejà réunis en prévision de la réorganisation de la médecine publique en France.

Tel est l'esprit dans lequel nous apporterons modestement notre pierre pour aider à la construction de l'édifice, heureux si l'exemple de la mère patrie peut être utile à notre patrie d'adoption, au service de laquelle nous considérons comme un privilège de pouvoir consacrer nos faibles efforts.

II

HISTORIQUE

Dans un pays où la population s'accroît avec une rapidité exceptionnelle, où le nombre des naissances dépasse dans une proportion considérable celui des décès, l'attention devait naturellement se porter sur le choix des conditions les plus favorables à l'existence et au développement des individus obligés de vivre dans un espace relativement restreint. Si l'on compare la population et la superficie de la France à celles de l'Angleterre, on voit que dans ce dernier pays un nombre d'habitants à peu près égal à celui de la France occupe un territoire qui, à un dixième près, est moitié moins grand (1).

Cependant cette situation n'a pas exercé sur l'état sanitaire de la nation les effets qu'on eût pu en redouter.

Les recensements successifs se sont constamment

(1)

	Population.	Kil. carrés.	Habit. par kil. c.
France..............	37,672,000	528,500	71
Grande-Bretagne	35,663,000	314,900	112

accordés pour constater la prospérité des Iles-Britanniques, tant au point de vue de l'accroissement des naissances qu'à celui de la diminution de la mortalité (1). La moyenne des décès survenus dans les grandes villes anglaises s'est montrée, à quelques exceptions près, particulièrement satisfaisante. Fixée à 23.4 pour mille en 1881, on peut s'assurer par les tableaux suivants qu'elle est montée à un chiffre parfois beaucoup plus élevé dans nombre de villes et de pays étrangers.

Villes.	Population.	Décès par 1000 h.
Londres.............	3,620,868	23,3
Paris...............	1,988,806	26,3
Bruxelles...........	175,782	29,7
Amsterdam..........	308,952	24,0
Saint-Pétersbourg....	669,714	40,0
Berlin..............	1,049,171	27,2
Vienne.............	737,285	28,5
Rome..............	286,926	30,2
Naples.............	458,614	31,2
New-York..........	1,097,563	25,8

NATALITÉ ET MORTALITÉ DANS DIVERS ÉTATS D'EUROPE

	Naissances.	Décès.	Excédent des naissances.
Serbie.............	44,1	30,4	13,7
Angleterre.........	35,5	21,5	13,3
Allemagne.........	39,9	27,4	12,5

(1) En comparant cette mortalité à celle des autres pays de l'Europe, on trouve qu'il y a :

En Grande-Bretagne........	1 décès sur 500 habitants.
En France.................	1 — 450 —
En Allemagne..............	1 — 400 —
En Italie..................	1 — 340 —
En Autriche-Hongrie.......	1 — 310 —

Suède.............	30,4	19,4	11,0
Autriche...........	38,7	31,6	7,1
Italie..............	37,1	30,1	7,0
Belgique..........	32,1	25,5	6,6
Espagne...........	35,7	31,2	4,5
France............	25,7	24,2	1,5

Ce n'est pas que les résultats aient été de tout temps aussi heureux.

En parcourant l'histoire des transformations et des progrès accomplis dans le domaine de l'hygiène publique, on assiste à des événements singulièrement cruels et dont, de nos jours, il est difficile de s'imaginer l'horreur. Leur apparition à des époques toujours de plus en plus éloignées prouve, ainsi que nous l'avons déjà dit, le rapport qui existe entre l'avancement de cette science et l'évolution d'un pays vers la civilisation. Cette connexité de faits d'ordre très différent contient un enseignement qui de prime abord peut paraître inattendu, mais qu'il faut cependant reconnaître comme parfaitement fondé : c'est qu'une nation peut être classée d'après le degré de perfection auquel sont arrivées chez elle l'étude et la pratique des sciences sanitaires. La santé publique dépend de l'éducation morale d'un peuple, et toutes deux importent à la prospérité nationale.

La relation des fléaux qui s'abattirent sur l'Angleterre aux premiers temps de l'histoire se ressent naturellement de l'habitude qu'avaient les anciens de dériver les effets inexplicables pour eux de causes surnaturelles. On trouve entremêlé à des faits évidemment véridiques le récit de pluies de sang, de batailles d'armées dans les airs ayant occasionné la mort de milliers d'individus. Ce qu'il y a de certain c'est qu'au xiie siècle il y eut 15 épidémies, au xiiie 20 épidémies et 19 famines, et que 8 épidémies générales, rapportées comme des calamités publiques et un plus grand nombre encore de famines, sévirent au xive siècle (1).

Pendant la fatale année de 1348, la peste noire enleva près du quart de la population de l'Europe entière. Dans la seule ville de Londres elle coûta la vie à plus de 100,000 habitants (2).

La plus meurtrière des épidémies qui suivirent fut celle de 1485. La contagion ne paraît pas avoir été apportée du dehors, mais avoir pris naissance dans le pays même, en raison de l'insalubrité des villes et des coutumes sordides de ceux qui les habitaient. En très peu de temps elle fit disparaître sur beaucoup de points la moitié de la population adulte. Avant de sévir pour la dernière fois en 1551, elle exerça ses ravages à cinq reprises différentes.

Cependant aucune mesure ne semble avoir été prise pour prévenir le retour de semblables calamités ou pour en atténuer les terribles conséquences.

En 1666 Londres était en proie à une peste restée fameuse entre toutes, quand un incendie qui réduisit la ville presque entièrement en cendres (81 paroisses sur 97) arrêta la marche du fléau. Ce

(1) Dr Guy, Public Health, London.
(2) Dr Wilson, Handbook of Hygiene, London, 1879, p. 6 et *passim.*

fut un événement heureux en ce sens que la ville fut reconstruite dans des conditions plus salubres. Le xviiᵉ siècle d'ailleurs fut témoin de certains progrès tant au point de vue sanitaire qu'au point de vue des mœurs.

L'alimentation devint moins grossière, l'usage s'établit de certains conforts, les industries se créèrent et avec le travail, le bien-être tendit à s'introduire parmi le peuple. On commença à comprendre la nécessité d'entretenir proprement les habitations et les personnes.

De leur côté, les pouvoirs exigèrent qu'une quarantaine fût imposée aux navires venant d'Orient ; cette mesure, la première de ce genre qui ait été appliquée, réussit à éloigner la peste pour toujours. On ne vit plus de ces épidémies pour ainsi dire nées du sol : et le xviiiᵉ siècle à qui l'humanité est redevable de tant de conquêtes morales, ne lui en a pas procuré de plus précieuse que ce triomphe sur le mal, que cette reconquête de la vie.

C'est alors en effet que l'esprit scientifique qui caractérise ce siècle écarta pour jamais toute explication surnaturelle et que des tentatives sérieuses furent faites en vue de retracer l'étiologie des maladies contagieuses. Des travaux remarquables parurent à cette époque ; en tête des pionniers de la science sanitaire, nous trouvons les noms vénérés du capitaine Cook, de John Howard et de l'immortel Jenner.

Le capitaine Cook, dans le cours de ses nombreux

voyages, avait été à même d'observer les effets désastreux du scorbut sur ses équipages; car jusqu'à la fin du xviiie siècle, cette terrible maladie décimait la marine, l'armée et souvent la population civile. Sur 900 hommes qui accompagnèrent Anson en 1745, 200 en moururent. Cook, convaincu qu'on pouvait supprimer le fléau sur terre et sur mer par des précautions hygiéniques et une alimentation appropriée, prit pendant le voyage qu'il fit en 1772, des mesures en conséquence. Ses prévisions furent réalisées : il ne perdit que 4 hommes sur 118, et encore aucun décès ne fut causé par le scorbut. Cet heureux résultat ne manqua pas d'attirer l'attention sur la méthode nouvelle qui finit par prévaloir. Sans doute il s'écoula bien des années avant que ces sages prescriptions ne devinssent obligatoires, mais il revient néanmoins à cet homme éminent la gloire d'avoir indiqué le premier les moyens de se préserver d'une maladie qui, grâce à lui, a presque disparu de nos jours.

Au même titre que le capitaine Cook, John Howard mérite une place parmi les réformateurs de son temps. L'état sordide dans lequel on laissait les prisonniers engendrait fréquemment une variété de typhus appelée fièvre des prisons. Sitôt qu'Howard eut reconnu la cause du mal, il la dénonça et somma l'État d'intervenir au nom de l'humanité et de ses devoirs envers le pays. En butte à des calomnies odieuses, poursuivi pour ses écrits dont les révélations suscitèrent une véritable émeute dans le public contre les pouvoirs administratifs, il souffrit mille persécutions et, après avoir vécu en apôtre, mourut en martyr.

Mais son œuvre ne s'éteignit pas avec lui : non seulement le but spécial qu'il poursuivait fut atteint par la suite, mais l'influence de ses doctrines amena des réformes plus étendues.

Les cas de fièvre devinrent moins fréquents, la santé des troupes s'améliora et généralement celle de tous les habitants des villes. La moyenne des décès qui, au xviie siècle, s'élevait pour Londres à 80 p. 1000, s'abaissa au chiffre de 50 p. 1000.

Nous arrivons au triomphe du xviiie siècle, à la découverte de la vaccine en 1796, due à William Jenner. La variole était après la peste la plus meurtrière des affections épidémiques. A Londres notamment, de 1771 à 1781 elle causa un décès sur dix.

Sitôt que l'usage de ce préventif s'établit malgré l'opposition passionnée qu'il rencontra à cette époque, on vit la proportion des décès ; tomber le parlement anglais, en votant une récompense nationale à Jenner, encouragea le nouveau procédé prophylactique : les dix dernières années du xviiie siècle donnèrent 88 pour mille et, pendant les premières décades de ce siècle on constata une décroissance progressive de 64 à 11 p. 1000.

Si cette maladie sévit encore, c'est qu'il y a malheureusement des milliers d'individus qui ne sont pas ou ont été imparfaitement vaccinés.

Rappelons que les lois sur la vaccination n'ont

paru en Angleterre qu'en 1840, et que c'est seulement en 1867 qu'elle a été rendue obligatoire dans ce pays.

Les guerres continentales qui occupèrent la première partie du xixe siècle arrêtèrent l'essor que prenait la science dans une certaine mesure. La population des villes se maintint à peu près stationnaire : cinq seulement comptaient plus de 50.000 habitants. Peu à peu elle augmenta cependant, surtout dans les centres manufacturiers. En 1810, on relevait en Angleterre et dans le pays de Galles 10 millions d'individus : en 1838, le nombre s'en élevait à 15 millions.

Ce développement rapide ne s'opéra pas sans entraîner après lui tous les inconvénients pour la santé publique qui résultent de l'encombrement. Par suite de l'ignorance, de l'incurie des municipalités, l'air vicié des usines, des mines, l'insalubrité des logements d'ouvriers firent de nombreuses victimes.

De rares égouts construits avec une pente insuffisante, à peine ventilés, n'étaient praticables à aucun moyen de curage ou de lavage, et la contamination des eaux pluviales et fluviales passait inaperçue. Il faudra encore bien des années pour réparer les fautes contre l'hygiène commises pendant toute cette période.

Cependant la législation restait muette. A l'exception du *Factory Act* (loi sur les manufactures), 1833, *the Poor Law Amendment*, 1834, le Parle-

ment ne traitait guère de questions sanitaires que pour accorder, sur la demande des municipalités, le droit de construire des égouts et de se charger de la fourniture de l'eau.

Ce regrettable état de choses eût pu continuer peut-être longtemps encore, si l'intervention énergique des hygiénistes n'était parvenue à le modifier. Une pléiade de savants entreprit d'éclairer l'opinion sur la situation. Le D' Farr jeta le premier cri d'alarme ; avec lui Edwin Chadwick, le D' Southwood Smith et d'autres firent entendre leurs voix et à la suite de laborieux efforts obtinrent en 1843, comme premier résultat, la création d'une commission de salubrité (*Health of Towns Commission*). A peine en fonctions, celle-ci fit procéder à une enquête officielle qui démontra à quel point il était urgent d'aviser. Il suffit de parcourir le premier rapport publié en 1844 pour avoir une idée des services qu'elle était appelée à rendre. Mais sa tâche devenait de jour en jour plus difficile, devant la mauvaise volonté des municipalités opposées à toute ingérence étrangère.

Comme on devait le prévoir, la nécessité d'une loi s'imposa avec d'autant plus de force qu'on était, vers 1848, sur le point de voir éclater une épidémie de choléra dont les proportions semblaient devoir égaler celle de 1831, et dont les hygiénistes n'avaient cessé de prédire le retour. Le parlement se hâta de promulguer l'acte de salubrité publique(*Public Health Act*, 1848)qui instituait un Conseil de santé ainsi qu'un corps d'inspecteurs avec mission de faire une enquête sur l'état sanitaire du royaume. C'est le premier exemple de l'intervention active de l'État en matière d'hygiène et cette innovation porta d'excellents fruits.

Les villes, autorisées à contracter des emprunts dans le but spécial d'exécuter les prescriptions de l'acte, entreprirent de nombreux travaux d'assainissement, qui furent complétés à mesure que parurent d'autres lois de salubrité, telles que les actes sur les habitations (*Common Lodging Houses Act*, 1851), sur les logements d'ouvriers (*Labouring Classes Lodging Houses Act*, 1852), sur l'administration métropolitaine (*Metropolis Management Act*), sur l'enlèvement des immondices (*Nuisances Removal Act*), enfin contre la propagation des maladies (*Diseases Prevention Act*, 1855).

Les inspecteurs sanitaires ayant à leur tête l'éminent Dr John Simon, auquel on donna le titre de *medical officer* (1) du conseil, dévoilèrent dans tous les détails ce qui restait encore à faire. Ces enquêtes auxquelles se livrèrent des spécialistes comme MM. Seaton, Greenhow, Buchanan, Hunter, Thorne, Netten Radcliffe, Ballard, etc., rédigées dans un style clair et frappant, demeurent comme des ouvrages classiques sur la science sanitaire.

---

(1) La traduction littérale de *medical officer*, officier médical, n'en rend pas exactement la signification : ce sont des médecins attachés à l'autorité sanitaire : nous analyserons plus loin en détail les fonctions de ces agents.

Elles exercèrent une influence décisive sur la conduite tenue dans la suite par le pouvoir législatif, et amenèrent la promulgation d'un certain nombre de lois spéciales (1).

Par l'acte définissant la compétence du gouvernement local (*Local Government Board Act*, 1871) (2), les pouvoirs exercés naguère par le Conseil des pauvres (*Poor Law Board*) et le Conseil Privé furent réunis en un seul département constituant un véritable ministère, dont les attributions au point de vue sanitaire furent en même temps mieux définies par l'acte de salubrité publique rendu en 1872. Le royaume fut divisé en deux catégories de districts sanitaires, urbains et ruraux, placés respectivement sous l'autorité de leurs municipalités : cette loi instituait auprès de ces autorités des agents spéciaux tels que les médecins de l'autorité sanitaire (*officers of health*), les inspecteurs de la salubrité (*inspectors of nuisances*) et créait un corps de chimistes experts (*public analysts*) dont les fonctions furent spécifiées par une loi spéciale (*The Adulteration of Food Act*) (3).

Enfin parut en 1875 la grande loi de salubrité publique (*The Public Health Act*) (4) qui eut l'avantage de grouper en un seul recueil toutes les dispositions éparses jusque-là, relatives à la santé des popula-

(1) *Adulteration of food and drink act*, 1860.
   Amendment of the Factory acts.
   Sanitary act, 1866.
(2) Voir la traduction *in extenso*.
(3) Voir la traduction *in extenso*.
(4) Voir la traduction *in extenso*.

tions, et d'être une application des dernières règles adoptées par la science.

Elle a fixé la jurisprudence en ce qui concerne les délits commis contre l'hygiène et elle peut être considérée comme un véritable monument élevé en l'honneur de la médecine publique. Complétée par d'autres lois venues plus tard pour combler certaines lacunes (1), elle présente dans son ensemble un progrès considérable sur l'ancienne législation anglaise qui était loin cependant d'être en retard sur celle des autres nations.

Ce n'est pas à dire que l'on ait atteint la perfection. La loi de 1875 est défectueuse en plus d'un point : elle pèche surtout par son caractère facultatif, qui, ainsi que nous l'avons déjà dit, permet aux municipalités de la considérer comme non avenue, en se retranchant derrière cette faculté d'option pour résister aux remontrances émanées du pouvoir central, ou Ministère du Gouvernement Local.

D'après de récents rapports, le chiffre de la mortalité a été considérablement modifié, suivant le soin que les pouvoirs locaux ont mis à l'exécution de l'acte.

Dans 54 régions ce chiffre est descendu à 17 p. 1000, ce qui constitue une diminution de 5 pour 1000 pour le pays entier, de 10 p. 1000 pour 9 districts

(1) *Adulteration bill.*
Artisans and labourers dwellings act.
Rivers pollution act, 1876.
Canal boats act, 1877.
Public health (water) act, 1878.

et de 22 p. 1000 *pour la ville de Liverpool* (1).

Aussi une législation d'un caractère plus obligatoire est-elle maintenant réclamée d'un commun accord par tous les hygiénistes d'Angleterre. Ils font remarquer avec justesse que ce sont surtout les pauvres qui souffrent de cette tolérance laissée à l'administration, c'est-à-dire ceux qui sont pour ainsi dire sous sa tutelle immédiate.

Le Dr Simon (2) assure qu'il meurt annuellement plus de 120,000 personnes par suite de maladies contagieuses dont elles auraient pu être préservées.

Cette évaluation paraît exacte si l'on se rappelle combien la proportion des décès s'est abaissée à mesure que les conditions d'existence se perfectionnaient. Au xviie siècle elle est à Londres de 80 pour 1000, au xviiie de 58, de nos jours elle est tombée à 18.9 pour 1000. L'argument qui consiste à présenter la mortalité à peu près stationnaire depuis longtemps (22 p. 1000 de 1841 à 1870) comme étant une preuve de sa dépendance aux lois de la nature, ne résiste pas à un examen approfondi. Il ne prouve pas surtout l'inutilité des réformes sanitaires. Avec l'augmentation constante des villes manufacturières, des usines, des mines et autres travaux où l'homme se trouve dans de graves conditions d'insalubrité, cette proportion fixe est encore un progrès.

(1) *Returns of the Registrar general,* 1882.
(2) XIIIe rapport du *medical officer* au conseil privé.

C'est surtout depuis 1872 (1), époque à laquelle la médecine publique commença à s'organiser, ainsi que nous l'établirons plus loin, que ces progrès se manifestèrent. En consultant les moyennes des dernières années, on constate une décroissance singulièrement encourageante et dont on chercherait en vain la cause ailleurs que dans les conquêtes réalisées par les progrès de la médecine publique. La moyenne des décès dus aux affections fébriles, qui en 1870 s'élevait à 0,80 pour 1000, a éprouvé sans interruption une décroissance significative.

1871........	70	1876........	44
1872........	61	1877........	41
1873........	58	1878........	42
1874........	59	1879........	30
1875........	55	1880........	29

Décès survenus pendant les quatre dernières décades :

MORTALITÉ PAR 1000 HABITANTS.	1841-50	1851-60	1861-70	1871-80	81
Causes diverses....	22.4 %$_{00}$	22.2	22.5	21.5	18.9
Maladies zymotiques	—	4.11	4.14	3.36	2.24
Fièvre............	—	0.91	0.88	0.49	0.27

On voit donc que la moyenne des décès est restée à peu près la même de 1840 à 1870, mais que

(1) Décès par variole dans les hôpitaux de 1871-2 1877-8 1881.
Londres............................ 9,742 3,960 2,371
En ville............................ 6,509 1,932 797

dans la période comprise entre 1870 et 1880 elle est tombée de 22.5 (chiffres de la dernière décade) à 21.5, soit une réduction d'environ 4 1/2 p. 100. Il est permis d'évaluer à un quart de million le nombre des individus épargnés et qui seraient morts si la mortalité avait été semblable à celle des 30 années précédentes. Si on compte 12 cas de maladie grave mais non fatale par décès, il s'ensuit que 3 millions d'individus ont échappé à des influences nocives qui autrefois les eussent atteints.

En comparant la période de 1861-70 avec celle de 1870-80, on constate que dans la réduction d'une unité dans le chiffre de la mortalité, plus des trois quarts ($4.14 - 3.36 = 0.78$) est attribué aux affections zymotiques, à des maladies dont l'apparition est le plus sûrement modifiée par les précautions hygiéniques, et sur lesquelles les mesures éclairées de l'autorité peuvent exercer une influence incontestable.

L'hygiène publique a donc considérablement progressé depuis l'introduction d'une législation spécialement adaptée à la sauvegarde des intérêts sanitaires, législation dont les éléments se retrouvent dans l'arsenal des lois anciennes, mais qui a été refaite ou plutôt complétée par l'adoption des mesures nouvelles.

Notre désir étant d'éviter autant qu'il nous sera possible d'entrer dans un examen trop circonstancié, nous allons chercher, en nous mettant à un point de vue général, à exposer l'ensemble de l'organisation anglaise, renvoyant pour plus amples détails à la traduction des lois placée à la fin de ce travail.

III

LES AUTORITÉS SANITAIRES

Le Ministère du Gouvernement local.

L'organisation du service sanitaire en Angleterre se compose essentiellement d'un Conseil supérieur (Ministère du gouvernement local, *Local Government Board*) et de Conseils provinciaux ou locaux (*Local Boards*) chargés, chacun en ce qui le concerne, d'appliquer les prescriptions de l'acte de 1875. Nous allons examiner successivement le rôle et le fonctionnement de ces différentes compétences.

Il est très délicat en France de saisir l'organisation compliquée du gouvernement local, qui cumule et confond les attributions de plusieurs départements ministériels français : intérieur, instruction publique, commerce et agriculture, travaux publics, etc., on pourrait assimiler ce gouvernement local à un préfet qni représente, comme l'on sait, plusieurs ministres à la fois.

Nous ne nous occupons que du service de l'hygiène publique ressortissant de cette administration : nous laissons de côté tout ce qui concerne les lois sur les pauvres, l'enseignement primaire, l'édilité et les taxes.

La santé publique (*public health*) constitue un chapitre très fourni du rapport annuel du gouververnement local (1). Les Anglais ont admirablement compris la valeur des institutions d'hygiène : ils les ont mises en pratique peut-être avec plus d'art et de succès qu'ils n'en ont coordonné la législation. Tel quel, le Ministère du Gouvernement local doit être considéré comme l'administration centrale du service de santé.

Ce ministère est de date récente : l'acte du Parlement du 14 août 1871 établit sous le nom de *Local Government Board* (2) un département qui a englobé, et annulé par le fait même de sa création, toute l'ancienne administration de la loi des pauvres (*Poor Law Board*) : les fonctions du principal Secrétaire d'État de Sa Majesté, qui comprenaient l'état civil, la santé publique, le gouvernement local ou, pour mieux dire, municipal, la distribution des eaux, les logements d'artisans et laboureurs, les travaux d'utilité publique et les taxes locales : de même aussi les attributions du Conseil privé, relatives aux mesures prophylactiques en cas d'épidémie et à la vaccination.

(1) Eleventh annual report of the Local Government Board, presented to both Houses of Parliament by command of Her Majesty. Eyre and Spottiswode, London, 1882. — La seule critique que nous osons nous permettre à l'égard de ce document vise l'ordre défectueux où sont rangées les matières.

Consulter aussi un travail de M. Morand, sous-chef du bureau des hospices au Ministère de l'Intérieur, in *Revue générale d'administration*, 1881.

(2) Voir page 151.

Cette énumération suffit à montrer la compétence multiple du gouvernement local. La loi de 1871 unissait pour ainsi dire en un seul faisceau les diverses branches de la police sanitaire.

Le gouvernement local se compose d'un président (1) à la nomination de Sa Majesté, la durée de sa charge étant indéfinie ; ensuite de membres de droit, le lord Président du Conseil Privé, les principaux secrétaires d'État (c'est-à-dire les membres du Cabinet), le lord Garde du Sceau Privé et le Chancelier de l'Échiquier.

Au gouvernement local est attaché tout un personnel d'employés, secrétaires, inspecteurs, auditeurs, clercs, courriers, etc. Ce département a d'autant plus un caractère ministériel, que le président et l'un des secrétaires, appelé secrétaire parlementaire, doivent siéger à la Chambre des Communes et par conséquent sont soumis en quelque sorte, à titre de ministres, à une responsabilité qui découle de la puissance exécutive dont ils sont investis.

Par l'acte de salubrité, 1872, le Ministère possède un droit de contrôle sur les Conseils locaux ; lorsqu'une plainte contre ces derniers lui est adressée constatant une défectuosité dans le service des eaux, des égouts, des routes, etc., pouvant exercer une influence fâcheuse sur l'état sanitaire d'une région, le *Board* est autorisé à faire procéder à une enquête sur les faits signalés et à ordonner

____

(1) Le président actuel est sir Charles Dilke, ancien sous-secrétaire d'État au Foreign office.

tels travaux nécessités par la situation. Ce pouvoir discrétionnaire permet aux habitants dont les griefs ont été repoussés par l'autorité locale, d'obtenir nonobstant satisfaction, lorsque ceux-ci étaient véritablement fondés. Le *Board* ne refuse jamais de se rendre à l'invitation d'un ou plusieurs plaignants et de faire poursuivre une enquête minutieuse par des inspecteurs sur les faits qui lui sont signalés.

Les inspecteurs, ainsi que nous l'avons vu, instruisent les affaires qui leur sont déférées par le *Board*. Ils doivent en outre assister fréquemment aux délibérations des Conseils locaux afin de les aider dans leurs travaux. Ils ont le droit de faire comparaître devant eux les fonctionnaires chargés de la police sanitaire et de prendre connaissance de tous plans, registres ou documents qu'ils jugent à propos de consulter. Toute personne qui désobéirait à leur sommation ou les empêcherait de remplir leur charge, ou refuserait de répondre à leurs questions, est passible d'une amende allant jusqu'à 125 francs.

Le *Board* nomme également les médecins sanitaires, *medical officers*, attachés aux commissions locales, mais seulement dans le cas où les indemnités attribuées à ces médecins seraient prises sur les fonds du budget (1) affectés à cet emploi. En général les municipalités préfèrent se charger de ces frais afin de conserver le droit de nommer et de révoquer les fonctionnaires de cet ordre.

(1) En 1881, le cas s'est présenté pour 1088 *medical officers* et pour 982 *inspectors of nuisances.*

L'ancienne législation sanitaire du pays est comprise en grande partie dans les actes d'amélioration locale (*Local Improvement Acts*). La plupart de ces dispositions sont tombées en désuétude, soit par suite des progrès réalisés en hygiène, soit par suite de l'insuffisance des crédits votés, bien qu'aujourd'hui ces obstacles, lorsqu'ils concernent des questions sanitaires, n'existent plus.

Le *Local Government Board* peut modifier ces dispositions ou les annuler complètement par décret. Ces décrets sont à proprement parler des actes du Parlement, nul n'étant valable sans approbation préalable de ce dernier.

Ils sont rendus lorsqu'il s'agit d'autoriser un conseil local à acquérir des terrains destinés aux matières d'égout (canaux, irrigations, etc.) ; d'expropriations, d'emprunts, de création, de séparation ou de jonction de districts, etc., sur la pétition des habitants ou des autorités et après enquête. C'est une sorte de tribunal facilement accessible à tous, où chacun peut produire ses plaintes et ses idées. Le rapport des inspecteurs est non seulement envoyé au conseil local, mais à tout habitant qui en fait la demande.

Il arrive très souvent que, par suite des observations motivées par le premier rapport, il est procédé à une seconde enquête par un nouvel inspecteur, et que le Conseil attende pour se prononcer un supplément d'informations qui donne aux intéressés toutes les garanties d'un jugement d'appel.

Ses ordonnances, sous forme de mémoranda, sont pour la plupart applicables à des cas généraux : instructions relatives au service des ambulances, de la vaccination, à la désinfection des locaux où se sont déclarées des affections épidémiques, etc. Elles embrassent des questions qui intéressent à la fois plusieurs régions ou le pays tout entier. Les travaux de ses inspecteurs ont également, sauf exception, un caractère de généralité qui en fait une source de précieux renseignements.

C'est ainsi que nous citerons les rapports du Dr Buchanan sur l'influence de l'humidité sur la pathogénie de la phthisie, du Dr Ballard sur les métiers insalubres, du Dr Thorne sur les dangers de la contamination des eaux, etc.

Voici la liste des principaux fonctionnaires attachés au département de l'hygiène publique du Gouvernement Local, avec le chiffre de leur traitement :

1 Médecin en chef......................	30,000 fr.
1 Médecin en chef adjoint..............	25,000
2 Inspecteurs à.......................	20,000
8 Inspecteurs de 12,500 à..............	17,500
1 Inspecteur du service de la vaccination.	10,000
1 Inspecteur des fabriques d'alcalis.......	20,000
4 Sous-inspecteurs à...................	12,500
1 Inspecteur de la voirie...............	8,500
1 Analyste en chef des eaux de la Métropole.	17,500

En résumé le Ministère du gouvernement local comprend le service de la statistique des naissances, mariages et décès ; de la voirie, bains et lavoirs, des métiers et logements insalubres, de la vaccination, enfin de l'hygiène publique. Tous les pouvoirs nécessaires lui sont donnés afin de surveiller l'action des autorités locales non seulement au point de vue de leurs attributions municipales dont nous n'avons pas à nous occuper, mais dans tout ce qui a rapport à l'exécution des lois et ordonnances qui regardent la santé des populations.

Nous avons signalé les documents annuellement publiés par le Ministère : un rapide aperçu des différents chapitres du rapport de 1881 en fera saisir toute l'importance. Nous passons les parties qui traitent du soulagement des pauvres et de l'assistance publique, pour arriver de suite à la section consacrée à la médecine publique.

Les emprunts destinés à fournir aux municipalités les fonds nécessaires aux travaux de salubrité peuvent être contractés en vertu d'une autorisation accordée par le parlement, ou par le Ministère du gouvernement local.

Les sommes prélevées en vertu de lois d'intérêt local se sont élevées en 1881 à fr. 35,000,000 environ ; par autorisation du *Board*, à fr. 75,000,000 environ (1).

Les inspecteurs du *Board* ont procédé à 187 enquêtes spéciales et à 332 enquêtes par suite de demandes d'emprunts. Le Ministère a présenté au Par-

	Pour la fourniture des eaux.	Pour les égouts.
(1) Par les autorités urbaines....	7,500,000 fr.	15,000,000 fr.
Par les autorités rurales.....	1,700,000	4,000,000

lement 31 projets de loi, émanant de municipalités et tendant à autoriser la construction d'établissements d'utilité publique, canaux, ponts, routes, égouts, digues, etc. Un des projets adoptés prescrit la déclaration obligatoire des maladies infectieuses et défend aux propriétaires de laisser habiter un immeuble nouvellement construit avant d'avoir été visité par le *surveyor* du district.

Conformément aux prescriptions de la loi sur les logements d'ouvriers, le Gouvernement local a sanctionné les emprunts de six villes, s'élevant à 50,000,000 fr. : il a également approuvé les dépenses nécessitées par l'observation de la loi sur la contamination des rivières et à ce propos se félicite du zèle intelligent déployé par les municipalités.

Par suite de nominations récentes, le rapport établit que 250 autorités sanitaires se sont prévalues du droit de s'attacher un analyste : il faut espérer que cet exemple sera suivi et que bientôt il n'existera plus un seul district dont les habitants ne soient pas à l'abri des falsificateurs. Le rapporteur remarque que c'est le lait, le beurre et les liqueurs alcooliques qui sont le plus fraudés. Il requiert l'application de peines sévères contre ces pratiques, et estime l'amende insuffisante ; on a vu des laitiers subir sept et huit condamnations, payer des sommes s'élevant à 2 et 3000 fr., sans pour cela cesser leur coupable industrie.

Le service de la vaccination a reçu plus de 12,000 demandes de vaccin : grâce aux efforts de l'Institution nationale (*National Vaccine Establishment*), la moyenne des enfants non vaccinés, pour causes diverses, est descendue à un peu moins de 5 0/0. Toutefois il reste encore beaucoup à faire pour étendre le service des revaccinations; le Board compte, pour y arriver, sur le concours dévoué de tous les praticiens (1).

Outre les enquêtes faites par les inspecteurs sanitaires sur les demandes d'emprunts, ces fonctionnaires ont été chargés de dresser des rapports sur l'aménagement des hôpitaux consacrés aux malades atteints d'affections contagieuses, sur les épidémies locales et généralement sur la façon dont les lois sanitaires étaient appliquées. Ces rapports, au nombre de 29, sont publiés à part et forment un recueil de documents de la plus haute valeur (2).

Les médecins dépendant des autorités sanitaires ont fait parvenir au Conseil 1377 rapports pour se conformer aux articles de la loi. La plupart, rédigés avec beaucoup de discernement, indiquent que leurs auteurs ont fait des efforts sérieux pour s'acquitter conciencieusement de leurs devoirs, et qu'ils ont trouvé des collaborateurs non moins zélés dans les membres des conseils d'hygiène, accord assez rare ailleurs entre les pouvoirs exécutifs et délibé-

(1) Il y a en Angleterre environ 1,500 médecins spécialement chargés du service de la vaccination (*vaccination officers*).

(2) Un inspecteur a été envoyé en mission pour étudire l'installation des hôpitaux de Paris, Strasbourg et Heidelberg.

ratifs. Ils portent sur : 1° les mesures générales prises pendant l'année pour combattre la contagion ; 2° un exposé de l'état sanitaire du district au 31 décembre ; 3° un résumé des enquêtes sur les causes capables d'affecter la santé publique, les méthodes appliquées pour en combattre ou en amortir les effets ; un compte rendu sommaire de la situation des manufactures, usines et établissements quelconques soumis à l'inspection ; 4° un tableau de la mortalité et des maladies du district, classées par localité d'après la nature de la maladie et l'âge des individus.

Le rapport général du *Local Government Board* s'étend longuement sur les arrêtés municipaux et entre dans des explications circonstanciées pour justifier ces décisions. Elles ont généralement trait à des constructions destinées à recevoir les familles de malades atteints d'affections contagieuses, aux écoles de gardes-malades, au licenciement des collèges et des écoles dans lesquels se sont déclarées des épidémies, aux hangars affectés au dépôt de substances alimentaires, vêtements et marchandises diverses, et particulièrement à la mise en *interdit* de toute habitation jugée dangereuse pour la santé des habitants. Lorsqu'une déclaration de ce genre a été faite, toute personne habitant un de ces locaux perd le droit de manipuler des vêtements, des aliments ou autres objets à vendre et pouvant communiquer la maladie ; la literie, le mobilier, etc., doivent être désinfectés avant d'être enlevés ; les personnes également sont soumises au même traitement, avant d'aller travailler avec des individus en santé. Les gardes-malades ont défense de soigner plusieurs malades en même temps, à moins d'y être autorisés par le médecin. Une indemnité calculée d'après les dommages résultant de cette procédure est attribuée à tous les intéressés par l'autorité sanitaire.

Nous n'insisterons pas davantage par la raison qu'il faudrait, pour épuiser tous les points remarquables de ce recueil, le reproduire en entier. Ces quelques lignes suffiront pour donner une idée de ce travail, de l'abondance et de la valeur des renseignements qu'on peut s'y procurer.

IV

LES CONSEILS SANITAIRES URBAINS ET RURAUX

L'Angleterre, pour l'administration générale, est divisée en comtés subdivisés à leur tour en paroisses et districts créés par acte du Parlement. Plusieurs paroisses peuvent être réunies pour former un district, comme plusieurs districts forment parfois une vaste paroisse (1).

Pour l'administration sanitaire, le pays est divisé également en districts, mais en districts seulement, respectivement soumis à l'autorité administrative qui devient par le fait l'autorité sanitaire. Nous avons vu que ces districts étaient classés en deux catégories : districts sanitaires urbains et districts sanitaires ruraux.

Dans les premiers sont compris les villes, les bourgs (*Boroughs*), les districts de la loi d'amélioration (*Improvement Act Districts*) (2), les districts du gouvernement local (*Local Government Districts*) (3).

---

(1) Pour plus de détails, voir le travail de M. A. de Fontblanque, traduit de l'anglais par M. F. C. Dreyfus : *L'Angleterre, son gouvernement, ses institutions*. Paris, Germer Baillière, 1881.

(2) Voir la définition donnée dans les préliminaires de la loi de 1875.

(3) *Idem*.

Dans les seconds, se groupent les Unions (*Unions*) (1) à l'exception des districts ruraux administrés par le Conseil Métropolitain (*Metropolitan Board of Works*) (2). Les autorités sanitaires, quelles que soient la nature et l'étendue de leur circonscriptions, jouissent de la personnalité civile.

Chacune de ces circonscriptions territoriales est régie, ainsi que nous l'avons dit, par l'autorité municipale qui tient ses pouvoirs de l'élection, et qui a pour attributions : le maintien de la paix et de l'ordre, l'instruction primaire, l'assistance publique, la construction et l'entretien des édifices publics, les maisons d'aliénés, les marchés, les bibliothèques, l'entretien des routes, ponts et chaussées, l'éclairage, etc. Elle connaît de toutes les questions qui se rapportent à la salubrité et jouit des pouvoirs les plus étendus dans le domaine de l'hygiène publique. Deux ou plusieurs autorités sanitaires peuvent s'entendre pour poursuivre de concert certains travaux,

(1) L'union des paroisses, originairement créée pour les besoins de l'administration des pauvres, et qui sert de base d'action aux commissions spéciales chargées de la direction des services locaux, est devenue presque partout la circonscription intermédiaire entre la paroisse et le comté. Cette division territoriale présente avec notre canton la plus grande analogie (Valframbert, *Régime municipal et institutions locales de l'Angleterre*).

(2) Conseil de travaux publics, institué en 1855, duquel dépendent les égouts, les ports, la voirie, les parcs et squares, le service de l'éclairage et des incendies, les logements insalubres, les bureaux de bienfaisance de la ville, etc. C'est la véritable administration municipale de Londres. Le Board est composé de 45 membres et d'un président nommé à l'élection. Depuis la mort du premier titulaire en 1870, sir John Thwaites, la charge est occupée par sir James M. G. Hogg.

notamment en ce qui concerne l'utilisation des eaux d'égout (acte de 1865).

L'autorité locale et, par suite, sanitaire des districts urbains se compose : 1° dans les bourgs, du conseil de la ville (*Town Council*) formé par le maire, les adjoints et les conseillers ; 2° dans les districts de la loi d'amélioration, des commissaires (*Improvement Commissioners*) élus par les contribuables, sous l'autorité du parlement, pour diriger les travaux utiles et s'occuper des affaires locales (1) ; 3° dans les districts dits de *Local Board*, du Conseil local, également élu par les contribuables sous certaines conditions qui seront exposées plus loin. L'autorité sanitaire des districts ruraux qui ne comprennent que des Unions, ou collectivités de paroisses, se compose d'un Conseil de Gardiens (*Board of Guardians*) dont les principales fonctions consistent à administrer le bien des pauvres de la paroisse ou de l'Union.

Les juges de paix sont de droit membres de ce Board.

Les conseils constituant l'autorité sanitaire sont nommés, ainsi qu'il a été dit, par tous les habitants du district. Pour être électeur, dans les districts comptant moins de 20,000 habitants, il faut posséder une propriété mobilière ou immobilière d'une valeur de 7,500 fr. au moins, ou payer une taxe des pauvres s'élevant à 375 fr. ; dans les districts de plus de 20,000 habitants, il faut posséder une propriété mobilière ou immobilière d'une valeur

---

(1) Voir l'appendice.

de 25,000 fr. au moins, ou payer 750 fr. pour la taxe des pauvres.

A l'époque des élections, le président du Conseil, ou à son défaut un électeur désigné par le ministère du gouvernement local aux fonctions de scrutateur, notifie au corps électoral, par voie d'affiches, la date du scrutin et veille à que les bulletins de vote soient distribués au domicile des électeurs. Ces bulletins une fois recueillis sont conservés ainsi que le rapport sur les élections, et laissés pendant six mois à la disposition du public qui a le droit d'en prendre connaissance.

Le nombre de votes attribués à chaque électeur varie selon l'importance de ses charges comme contribuable : il peut en posséder jusqu'à six lorsque la valeur de l'immeuble imposé est supérieure à 6,250 fr., mais ce chiffre ne peut être dépassé, sauf le cas où le propriétaire habite sa propriété : il jouit alors des droits acquis aux locataires payant la taxe des pauvres, et en plus de ceux des propriétaires. Le résultat des élections portant le nom des élus avec le nombre de voix obtenu est affiché aux lieux d'usage.

A la première séance, les membres signent une déclaration attestant qu'ils se trouvent dans les conditions exigées par la loi pour prendre part aux délibérations du Conseil, c'est-à-dire qu'ils paient un impôt suffisant, qu'ils n'ont jamais été mis en faillite ou condamnés comme insolvables, qu'ils n'ont accepté et n'accepteront aucun emploi rétribué par le Conseil, envers lequel ils ne doivent avoir contracté aucun engagement comme fournisseurs ou soumissionnaires.

Le conseiller qui pendant six mois s'abstient d'assister aux séances, à moins que cela soit par raison de santé, est considéré comme démissionnaire.

Une amende de 1,250 fr. est applicable au membre qui s'associerait à un vote relatif à une question industrielle ou financière dans laquelle il serait intéressé.

Les Conseils sont renouvelés par tiers annuellement; ils élisent un président qui, en cas d'absence, est remplacé par un conseiller nommé en séance. Les réunions ont lieu au moins une fois par mois. Les délibérations sont valables à la condition que le tiers des membres soit présent.

Ils forment des commissions spéciales pour étudier les diverses branches de ce service public; dans le nombre figure ordinairement une commission d'hygiène.

En cas de besoin, le Conseil désigne un secrétaire, fonction dévolue d'habitude au conseil judiciaire du Board; un trésorier, un *surveyor* (1), un ou plusieurs *medical officers*, inspecteurs de la salubrité, un *analyst;* enfin, lorsqu'il s'agit d'une circonscription maritime, un inspecteur du port.

Toutes les questions examinées dans les commissions doivent venir devant le Conseil pour qu'il soit valablement statué sur elles, et mention doit en être faite au procès-verbal.

____

(1) Cet agent remplit à la fois les doubles fonctions des ingénieurs et des architectes voyers.

Les dépenses d'ordre municipal sont couvertes au moyen de taxes. Lorsqu'elles doivent profiter à un intérêt particulier, le Conseil a le droit de lever une contribution spéciale dont l'amortissement est calculé pour une période de moins de 30 ans, avec les intérêts à 5 p. 100.

Le locataire doit supporter cette charge, qui est inscrite dans le bail.

L'autorité sanitaire prend des arrêtés exécutoires sous peine d'une amende inférieure à 125 fr. Ces arrêtés ne sauraient être contraires aux lois du Royaume et ont besoin de l'approbation du Gouvernement Local pour entrer en vigueur. Ils sont publiés dans les journaux de la localité et affichés aux endroits d'usage : tout imposé a le droit d'en demander copie ou d'en prendre connaissance au siège de l'administration. Les arrêtés de l'autorité sanitaire règlementent :

Les fonctions des agents, les métiers insalubres, les abattoirs, les logements garnis, les cimetières, la voirie (immondices, égouts, etc.), les voitures publiques (1), les bains publics, les logements d'ouvriers, la fourniture des eaux, enfin, les précautions à prendre en cas d'épidémie ou d'affections contagieuses.

Par ordre du Gouvernement Local, l'officier en chef de police peut vérifier si le Conseil s'acquitte de ses devoirs de gardien de la santé publique,

____

(1) La loi engage les municipalités à affecter des voitures spéciales au transport des malades (23 et 24 Vict. c. 77 s. 12).

sans pouvoir cependant pénétrer dans un domicile privé, à moins d'un mandat du juge de paix (1).

Lorsque le Gouvernement Local reçoit des plaintes lui signalant l'insuffisance des égouts ou un état de choses susceptible de nuire aux habitants d'un district et imputable à l'incurie de l'autorité sanitaire, il invite celle-ci à entreprendre les améliorations reconnues nécessaires après enquête. Dans le cas où l'avertissement serait méconnu, le Gouvernement désigne une ou plusieurs personnes pour surveiller l'exécution des travaux selon des devis et des conditions stipulés d'avance : pendant toute leur durée, ces personnes sont investies des pouvoirs appartenant aux autorités sanitaires.

Les frais, mis à la charge de l'autorité en défaut, sont recouvrables par les voies de droit (2).

Nous avons dit que les conseils et les commissions locales auxquels incombe le soin de veiller sur tout ce qui concerne la santé publique sont invités à s'adjoindre des agents spéciaux, dont les attributions consistent à renseigner ces différents corps sur les conditions sanitaires du pays, à leur proposer des remèdes aux situations qui en exigent et à contrôler l'observation des mesures prescrites par eux. Ces agents sanitaires, dont nous allons maintenant nous occuper, sont : le *Medical Officer*, l'*Inspector of Nuisances*, le *Surveyor* et le *Public Analyst*.

---

(1) Le juge de paix, qui cumule les fonctions judiciaires et administratives, n'a pas son analogue en France.

(2) 32 et 33 Vict. c. 100 s. 8.

V

LES AGENTS SANITAIRES

L'article 189 de la loi de 1875 prescrit aux conseils de santé (*urban and rural sanitary authorities*) de s'attacher des fonctionnaires rétribués avec mission de veiller sur l'exécution des mesures d'hygiène adoptées par l'autorité. Ces fonctionnaires sont : un ou plusieurs médecins sanitaires (*medical officers*), un ou plusieurs inspecteurs de la salubrité (*inspectors of nuisances*), un architecte, ingénieur voyer (*surveyor*), un analyste public (*public analyst*) et le nombre d'employés secondaires requis par les besoins du service.

Il existe de plus un autre emploi municipal attribué à des médecins : c'est celui de *district medical officer* ou médecin des pauvres du district : nous le citons en passant pour ne plus y revenir, parce qu'il ne comprend parmi ses attributions aucune charge concernant la défense des intérêts sanitaires de la localité.

Nous allons examiner successivement les fonctions de ces différents agents.

Medical officer

Le droit de nomination et de révocation appartient aux Conseils qui prélèvent l'indemnité accordée au *medical officer* sur le budget particulier du district : lorsqu'au contraire elle provient des fonds mis à leur disposition par le ministère du Gouvernnment Local, ce droit ne peut être exercé qu'avec l'autorisation de ce dernier.

Ce fonctionnaire, choisi parmi les praticiens enregistrés (*registered*), c'est-à-dire portés sur la liste officielle du conseil général d'éducation et d'enregistrement créé en 1858 (1), exerce rarement sa profession de médecin, faute du loisir nécessaire pour s'occuper d'une clientèle. Les fonctions spéciales de sa charge l'obligent à leur consacrer tout son temps, et on va voir, en effet, que dans les districts importants elles suffisent amplement pour l'absorber en entier.

(1) D'après le *Medical Act*, toute personne munie d'un diplôme délivré par une Faculté ou un collège du royaume a le droit d'exercer la médecine, après avoir acquitté les droits (5 livres, 125 fr.) pour son inscription sur le *British medical Register*. Les infractions à cette loi sont punies d'une amende. Les facultés et les collèges existent au nombre de 19 : les facultés médicales d'Aberdeen, Cambridge, Dublin, Durham, Edimbourg, Glascow, Londres, Oxford, Saint-André et la Faculté de la Reine en Irlande ; les collèges royaux des *Physicians* de Londres et d'Edinbourg : les collèges des *Physicians* du Roi et de la Reine, de Dublin ; les collèges royaux des Chirurgiens de Londres, d'Edinbourg et de Dublin ; la faculté de médecine et de chirurgie de Glascow ; les sociétés des Apothicaires de Londres et de Dublin. Les Universités confèrent des grades : docteur, bachelier, licencié en médecine ; maître, bachelier, licencié en chirurgie. Les collèges délivrent les diplômes désignés sous le nom de *licences*, donnant droit au titre de *licencié* ou de *membre* du collège.

Un district de 15,000 habitants et au-dessus possède un ou plusieurs *medical officers;* au contraire, il peut arriver qu'un seul médecin exerce dans plusieurs districts qui ne comptent qu'un petit nombre de foyers.

Ces fonctions consistent à se tenir constamment au courant de toutes les causes pouvant affecter ou compromettre la santé publique du district. Le *medical officer* s'informe et s'assure, par tous les moyens à sa disposition, de l'origine et de la répartition des maladies ayant sévi dans sa circonscription, ainsi que des moyens capables d'en atténuer les effets pernicieux et d'en prévenir le retour.

Par des inspections fréquentes faites non seulement à des époques fixes, mais encore toutes les fois que cela est nécessaire, il cherche à saisir les indications révélant l'existence de faits pouvant exercer une action nocive sur l'hygiène du district. Il prévient l'autorité sanitaire, l'éclaire sur tous les points qui peuvent l'intéresser, lui fournit les certificats nécessaires aux poursuites judiciaires, et toutes les informations et conseils dont elle peut avoir besoin lorsqu'il s'agit de promulguer de nouveaux arrêtés.

Sitôt qu'une maladie contagieuse lui est signalée, il se rend immédiatement sur les lieux, se livre à une enquête minutieuse des circonstances qui ont accompagné l'éclosion de la maladie, et présente un rapport aux autorités compétentes : dans ses conclusions, il expose les précautions à prendre pour

éviter la propagation du mal, les mesures de prévoyance à ordonner, et veille, selon ses droits, à ce
qu'elles soient exécutées. Lorsqu'un inspecteur de
la salubrité relève une contravention, il fait immédiatement les démarches réclamées par la situation
dans le but de la réprimer.

D'après son appréciation ou sur réquisition de
l'autorité, le *medical officer* passe l'inspection des
substances alimentaires signalées comme étant cor-
rompues ou insalubres. S'il le juge à propos, il les
fait confisquer, détruire, ou parvenir à l'analyste
public, selon le cas.

Il veille à ce qu'aucun établissement, manufacture ou usine ne porte préjudice à la santé publique. S'il estime qu'il existe dans le district une
manufacture, une usine ou un établissement quelconque dans des conditions contraires à l'hygiène,
il en informe le conseil et propose tel remède approprié.

A certaines époques, il doit déposer sur le bureau
du Conseil, aux séances duquel il assiste de droit,
un rapport sur ses opérations, comprenant l'énumération des mesures qui lui paraissent susceptibles
d'assurer ou d'améliorer les conditions hygiéniques
du district, ainsi que le tableau des maladies ré-
gnantes et la statistique des décès comparée avec
celle de l'époque correspondante des années précédentes (1).

(1) Les greffiers de districts (*Registrars*) adressent aux *medical
officers* un bulletin hebdomadaire des naissances et des décès.

L'autorité sanitaire lui commet des registres sur lesquels il inscrit la relation de ses visites d'inspection, ses observations particulières, les instructions qu'il a adressées à ses subordonnés, la date et l'objet des réclamations qu'il a reçues, la date et le résultat des suites qui ont été données aux affaires en instance. Ces registres sont mis à la disposition de l'autorité toutes les fois qu'elle en fait la demande.

A la fin de chaque année, le *medical officer* adresse au Conseil un rapport général sur la mortalité et les maladies qui ont sévi dans son arrondissement médical ; il résume les opérations de l'année auxquelles il a pris part, et rappelle les mesures adoptées en vertu des lois sanitaires pendant la période embrassée par le rapport.

Une copie de ce rapport est transmise au Local Government Board, qui, en outre, reçoit une notification immédiate de toute épidémie au moment où elle se déclare, ainsi qu'un compte rendu trimestriel des décès survenus dans chaque district.

Le *medical officer* est donc un agent supérieur placé à la tête du service de santé du district, à qui incombent en outre certains travaux de statistique attribués en France aux municipalités.

Il se borne à proposer des solutions, s'en remettant, en ce qui concerne l'exécution, à l'initiative du Conseil. Ce dernier se charge également des poursuites judiciaires par l'intermédiaire de son secrétaire, agissant au nom collectif de tous les conseillers. Le *medical officer* est autorisé à déposer par écrit afin de s'éviter la perte de temps qui résulterait de l'obligation de témoigner en personne.

Nous ne saurions mieux faire, afin de fixer les idées au sujet de ses occupations, que de prendre pour exemple ce qui se passe journellement dans un des districts de Londres.

A 9 heures du matin, les employés arrivent au bureau. Ces employés sont : le secrétaire, les commis aux écritures, les inspecteurs de la salubrité, le préposé aux désinfections. Ils sont bientôt rejoints par le *medical officer*. Celui-ci commence par dépouiller la correspondance, s'entretient ensuite avec le secrétaire auquel il donne ses instructions concernant les réponses à faire aux lettres qu'il a reçues : il entend les rapports verbaux des inspecteurs sur les faits de la veille, leur indique les lieux où ils devront se trouver dans la journée afin de se rencontrer avec lui.

Deux ou trois fois par semaine, il met à jour la correspondance particulière, le journal des opérations et rédige ses rapports.

Entre 9 et 10 heures chaque inspecteur consigne ses faits et gestes de la veille, et indique à l'agent préposé aux désinfections les endroits auxquels il doit se rendre (1). A 10 heures les inspecteurs partent en tournée après s'être communiqué les plaintes qu'ils

____

(1) Les lois sanitaires contiennent des dispositions particulières concernant la désinfection.

I. Lorsqu'un cas de maladie infectieuse s'est produit dans une habitation ou sur un navire, le propriétaire ou le locataire de ladite habitation ou dudit navire peuvent être requis de procéder au net-

ont reçues et qui exigent une intervention immédiate. Après leur départ, le commis porte sur son registre un résumé des faits qu'il trouve consignés sur le compte rendu hebdomadaire des inspecteurs.

Les registres en usage sont : 1° Le journal du *medical officer* sur lequel il inscrit ses visites jour par jour et les observations dont il croit à propos de les accompagner ; 2° un registre pour recevoir les plaintes des imposés et des habitants ; 3° un autre pour marquer les maisons où des maladies contagieuses se

toyage et à la désinfection des lieux, sous peine d'une amende de 12 fr. 50 par jour de retard.

II. Le malade atteint d'une maladie contagieuse qui occupera une voiture de place ou un véhicule public sans en informer le conducteur, sera passible d'une amende de 125 fr.

III. Le malade atteint d'une affection pouvant se communiquer (scarlatine, variole, etc.) qui se présentera sur la voie publique, dans une école, une église, une chapelle, un théâtre ou dans tout lieu public ; qui montera dans un omnibus ou une voiture publique ; celui chargé d'un malade atteint d'une affection de cette nature, qui l'aura mené dans lesdits endroits, sera passible d'une amende de 125 fr.

IV. Toute personne qui, sans désinfection préalable, donnera, prêtera, vendra, déplacera ou exposera de la literie, des effets d'habillement, des chiffons ou autres objets contaminés, sera passible d'une amende de 125 fr.

V. Toute personne qui louera une maison, appartement, en tout ou en partie, où il y aura eu un cas de maladie infectieuse sans soumettre à la désinfection sous l'approbation d'un médecin la maison ou l'appartement en tout ou en partie ainsi que tous les objets contaminés, sera passible d'une amende de 500 fr. Cet article s'applique aux débits, hôtels et garnis.

VI. Toute personne qui louera, on fera visiter dans un but de location, une maison en entier ou en partie et témoignera contrairement à la vérité qu'il n'y a pas ou qu'il n'y avait pas moins de six semaines auparavant, de cas de maladie infectieuse dans cette maison, cette personne pour avoir faussement répondu, sera passible de la prison avec ou sans travaux forcés et d'une amende de 500 fr.

sont déclarées ; 4° le journal des inspecteurs de la salubrité. 5° Un registre où sont consignés les travaux d'hygiène présentant dans leur ensemble les visites et les opérations effectuées chez les particuliers. Sur ce registre le commis relève pour être soumis au *medical officer :* 6° une liste des travaux en retard ; 7° un cahier sur lequel le *medical officer* fait son rapport au Conseil sanitaire, touchant les questions de salubrité non résolues, ainsi que ses avis motivés (1).

De plus, les inspecteurs de la salubrité sont munis de livrets à souche renfermant des feuilles-avis à destination des particuliers en contravention.

Les opérations que nous venons de rapporter paraissent plus compliquées qu'elles ne le sont en réalité. L'habitude que donne une pratique journalière ne tarde pas à en faciliter le rapide accomplissement.

---

(1) Il existe généralement dans tous les bureaux d'hygiène un dossier des habitations où se trouvent classées des fiches portant : 1° l'adresse de la maison ; 2° la description de l'immeuble avec le nombre de pièces habitables et de chambres à coucher ; 3° le nombre et l'état des fosses d'aisances, le service des eaux ; 4° les défectuosités qui peuvent exister dans le système des eaux ménagères, dans les appareils de ventilation et généralement les causes possibles d'insalubrité ; 5° la relation des faits intéressant la santé des habitants (décès, cas de maladie, etc.); 6° les observations du *medical officer*.

La commission de statistique municipale de Paris, dans la séance du 31 mars 1883, sur la proposition de M. le Dr Lamouroux a décidé la mise à l'étude d'un travail comportant le relevé des conditions de toute nature dans lesquelles se trouve chaque maison de Paris, aux points de vue de son alimentation en eau, des égouts qui la desservent, du système de vidange qui lui est appliqué et de l'état des constructions.

D'après les derniers recensements, 1881-1882, on compte en Angleterre 4,042 emplois de *medical officer;* la ville de Londres en possède 159. Ces chiffres ne correspondent pas au nombre exact d'agents en fonctions, plusieurs emplois étant occupés par un seul titulaire simultanément (1).

Quant au traitement qui leur est alloué, il diffère considérablement suivant l'importance des travaux que les municipalités exigent d'eux, et peut varier de 2,000 fr. à 30,000 fr. Dans les districts de 10,000 habitants et au-dessous, il est généralement fixé à 100 livres sterlings, 2,500 fr. par an.

Le *medical officer*, grâce à une pratique constante, possède les connaissances requises pour l'accomplissement de ses fonctions ; c'est bien l'homme spécial qu'il faut pour appliquer les données d'une science spéciale.

Dégagé de toute préoccupation personnelle, il occupe près du Conseil une situation qui lui laisse une entière liberté d'action. Les mesures qu'il propose sont, sauf de rares exceptions, toujours adoptées sans discussion. Le *Board* s'en remet à la compétence du conseiller médical qu'il a choisi, pour toutes les questions qui touchent à l'hygiène : il en reste responsable devant lui, mais devant lui seul. Pour le public, c'est le *Board* qui agit, puisque les poursuites sont exercées par le secrétaire du Conseil local. En justice, le *medical officer*, comme nous l'avons dit, dépose par écrit, ou est autorisé à se faire réprésenter par l'inspecteur de la salubrité.

(1) Le service sanitaire de Londres est fait par 52 *medical officers.*

Les intérêts particuliers sont également sauve-
gardés par de sages garanties comprises dans la loi
et qui les mettent à l'abri de tout procédé vexatoire
ou trop autoritaire. Le *Local Board* se sait justiciable
du *Local Government Board*, auquel le public peut en
appeler de ses décisions : son impartialité est constatée d'ailleurs par le petit nombre d'affaires sur
lesquelles il a fallu statuer en appel. Elles étaient
plus nombreuses dans les premières années qui suivirent la promulgation de la loi, et cela se comprend :
l'éducation des conseillers appelés à décider des
propositions des *medical officers* était à faire ; mais
aujourd'hui les conflits sont rares, grâce aux connaissances acquises et à l'exercice répété de fonctions
en tout semblables à celles de véritables commissions d'hygiène.

Inspector of Nuisances (1)

L'inspecteur dont les fonctions sont définies dans
la loi de 1875, est un agent nommé par l'administration de concert avec le Ministère du gouvernement
local. Placé sous les ordres du médecin sanitaire,
il peut cependant recevoir directement des instructions de l'autorité et prendre l'initiative de cer-

(1) Comme pour *medical officer*, il est difficile de traduire littéra-
lement en français le sens du terme *inspector of nuisances*. On
entend par *nuisance* tout acte ou objet pouvant nuire à la salubrité,
à la propreté de la voie publique, à la sûreté et à la commodité des
communications. *L'inspector of nuisances* est chargé de relever les
infractions aux lois et règlements concernant ces matières.

taines mesures, quitte à en rendre compte ensuite
à qui de droit.

Il n'assiste aux délibérations du Conseil que sur
une invitation spéciale ; mais il est tenu de porter
à sa connaissance toute infraction aux lois sanitaires
qu'il viendrait à découvrir : de lui signaler toute
industrie ou métier pouvant exercer une action
nuisible sur la santé des habitants : de relever les
contraventions concernant la distributions des eaux
et celles qui seraient de nature à produire la contamination des rivières et fontaines.

Tous les débitants de substances alimentaires
reçoivent la visite de l'inspecteur en tout temps :
les denrées qui lui paraissent nuisibles ou impropres à l'alimentation sont saisies et détruites ·
séance tenante; il dresse procès-verbal et entame
des poursuites judiciaires s'il y a lieu. En cas de
doute, il doit en référer au *medical officer*, qui se
rend sur les lieux et juge en dernier ressort sur les
mesures à prendre *hic et nunc*.

Chargé d'exécuter les ordres du *medical officer*
concernant les travaux d'assainissement et les précautions à prendre en vue d'éviter la propagation
des maladies contagieuses, il doit s'assurer par lui-
même que les décisions émanées de l'autorité sont
promptement mises en pratique.

Jour par jour, il inscrit dans un journal que lui
fournit l'administration, la relation de ses visites
d'inspection et des opérations auxquelles il a assisté.
Sur d'autres registres sont consignées des notes par-

ticulières visant certaines habitations reconnues défectueuses au point de vue sanitaire ainsi que les faits pouvant caractériser exactement l'état hygiénique du district. Ces registres et notes restent à la disposition du *medical officer* qui y puise tous les renseignements dont il a besoin.

En résumé, l'*inspector of nuisances* s'occupe spécialement de l'enlèvement des immondices, des égouts, des puisards, des fosses d'aisances, de l'écoulement des liquides et matières pouvant contaminer les cours d'eau. Les épidémies, les maladies contagieuses attirent bien son attention, mais c'est surtout afin de pouvoir y appeler celle du *medical officer*. Il prête un concours efficace à la répression de la falsification des aliments en prélevant journellement un grand nombre d'échantillons qui sont ensuite transmis à l'analyste public.

Les fonctions d'inspecteur sont parfois remplies par le *medical officer* ou par le *surveyor* lorsque le district est trop peu important pour occuper plusieurs personnes. Mais le plus souvent il y a un médecin et un inspecteur. Lorsque l'inspecteur s'aperçoit d'une contravention, il en avise immédiatement la personne intéressée en lui indiquant ce qu'il convient de faire ou les précautions à prendre. S'il constate quelques jours après que ses avis n'ont pas été suivis, il fait signer une mise en demeure par le secrétaire du Conseil et la fait parvenir au contrevenant. Il n'est pas nécessaire que cet avis porte le nom du destinataire : il suffit qu'il ait été remis ou affiché aux lieux désignés dans l'avertissement. L'inspecteur agit d'ordinaire en dehors du médecin, par la raison facile à comprendre qu'il serait tout a fait inutile de lui en référer pour une foule de cas analogues se présentant dans les mêmes conditions et au sujet desquels l'inspecteur a reçu du médecin des instructions générales une fois pour toutes. Il doit néanmoins le consulter lorsqu'un avertissement non suivi d'effet peut donner lieu à des poursuites. Une fois informé, le *medical officer* procède à une inspection accompagné de l'inspecteur et présente au Conseil ses observations : d'après ses conclusions une assignation devant la justice de paix peut être ou non lancée. Le médecin est parfois appelé comme témoin, mais sans jamais supporter de responsabilité légale. Le secrétaire du conseil donne les avis judiciaires, et à lui seul incombe le devoir d'étudier l'affaire au point de vue du droit. Dans les cas graves, l'autorité sanitaire avise le juge de paix et l'engage à poursuivre d'office.

Les plaintes émanant du public sont rarement adressées au médecin, il est d'usage qu'elles ne lui parviennent que par l'intermédiaire de l'inspecteur : lorsqu'il y a plusieurs de ces fonctionnaires, l'inspecteur en chef est seul en rapport avec le médecin et l'accompagne dans les tournées qu'il fait généralement à jours fixes, à moins d'urgence.

Surveyor.

Le *surveyor* attaché au conseil remplit des fonctions d'une importance extrême au point de vue de la salubrité du district. C'est ordinairement un ingénieur ou un architecte d'une expérience éprouvée qui est choisi. La bonne administration du service exige en effet un homme possédant des connaissances variées capable de supporter les graves responsabilités qui pèsent sur lui. Dans les circonscriptions trop peu importantes pour posséder à la fois un inspecteur la salubrité et un *surveyor*, c'est ce dernier qui est chargé des travaux.

Il se livre à toutes les enquêtes nécessitées par les demandes de constructions privées ou publiques; lorsqu'il s'agit de percer ou de réparer les voies de communication, d'établir de nouveaux égouts ou de pourvoir à l'entretien des anciens, c'est au *surveyor* que l'on s'adresse, ainsi que pour les autres opération de voirie du district. Il entreprend d'office les ouvrages ordonnés par le conseil dans les propriétés des particuliers qui négligent d'obtempérer aux sommations de l'autorité. Ces travaux, il y fait procéder par des ouvriers placés sous ses ordres directs ou par un entrepreneur adjudicataire. lorsque les frais doivent s'élever à plus de 2,500 francs.

Muni d'une autorisation du conseil, il a le droit de pénétrer dans toutes les habitations qu'il juge à propos de visiter, afin de s'assurer de l'état des fosses, conduits d'eau, etc. (1).

(1) Le conseil municipal de Paris, dans sa séance du 28 décembre 1882, a été saisi d'une proposition tendant à créer un emploi de commissaire voyer par arrondissement. On sait qu'il existe déjà un architecte voyer dans chaque arrondissement.

Il remplit également la charge d'inspecteur des routes, qui autrefois appartenait à un conseil spécial (*Highway Board*); mais en vertu d'une loi de 1878, les fonctions de ces conseils sont maintenant dévolues à l'autorité sanitaire rurale. La loi, cependant, n'est pas obligatoire dans son application, et l'auto rité du comté peut, à son gré, ne pas tenir compte de ses dispositions, et, dans ce cas, le *Highway Board* conserve ses pouvoirs. Nous citons ce fait comme offrant un trait caractéristique des mœurs administratives de l'Angleterre, dont la constitution a pour principe fondamental d'attribuer aux personnes et aux communautés la faculté de diriger leur propres affaires, tant qu'elles le font régulièrement et conformément à la loi.

En résumé, le *surveyor* est l'architecte-ingénieur-conseil de l'autorité. Son rôle est essentiellement exécutif et, par la mise en pratique des décisions délibérées en assemblée, complète efficacement l'organisation sanitaire.

Les places de surveyor, largement rétribués (1) et auxquelles on ne peut atteindre que par un mérite personnel reconnu, sont fort recherchées.

Public Analyst

Les conseils locaux sont chargés de la police sur

---

(1) Comme exemple nous pouvons citer le surveyor d'une petite ville de 15,000 habitants aux environs de Londres, Ealing, auquel le Local Board accorde un traitement de 12,500 fr. par an. Il y exerce également les fonctions d'inspecteur de la salubrité.

la vente des substances alimentaires et pharmaceutiques. Dans ce but des lois spéciales promulguées en 1872 et 1875, ont institué des analystes publics et prescrit aux municipalités de se faire assister d'un chimiste expert, avec mission de vérifier la qualité des substances offertes à la consommation.

Plusieurs districts réunis s'entendent le plus souvent pour allouer une indemnité à un analyste qui, par des conventions particulières passées avec les municipalités, s'engage à remplir près d'elles les fonctions de chimiste expert. C'est ainsi que Londres pour 50 districts, possède 27 analystes, et l'Angleterre entière pour les 260 districts qui jusqu'à présent ont nommé des analystes, environ 150 fonctionnaires de cet ordre.

Avant de nous étendre sur le rôle de ces chimistes qui sont fonctionnaires par cela qu'ils émargent au budget municipal, nous allons invoquer rapidement, les principales dispositions de la loi afin d'en faire saisir l'économie générale.

Elle protège le vendeur :

1° En permettant aux commerçants de pratiquer, suivant certains usages établis, l'addition d'ingrédients inoffensifs, pourvu toutefois qu'ils n'aient pas pour effet d'augmenter le poids ou le volume de la marchandise, ou de dissimuler l'infériorité de sa qualité.

2° En lui laissant la faculté de faire des mélanges pourvu qu'ils soient portés à la connaissance de l'acheteur par une suscription ou une étiquette.

3° En lui donnant le droit d'arguer de sa bonne foi, s'il a une garantie écrite de son fournisseur.

4° D'intenter une action reconventionnelle contre ce dernier, s'il peut prouver que le produit lui a été vendu comme étant de la même nature et qualité que celui qui lui a été demandé; qu'il l'a acheté ignorant la falsification, enfin, l'a vendu sans l'avoir modifié.

5° En exigeant que tout produit acheté pour être soumis à l'analyse, soit divisé en plusieurs parts et qu'une de ces parts lui soit remise comme objet de contre expertise.

6° En permettant au vendeur de comparaître ainsi que sa femme en qualité de témoins à décharge.

7° En autorisant les tribunaux, quand les conclusions de l'analyse faite par le *public analyst* sont contestées, à demander une contre-expertise aux chimistes de Somerset-House (chimistes des douanes).

Elle protège le public :

1° En considérant comme illégale la vente de toute substance dont la nature et la qualité diffèrent de celle demandée par l'acheteur.

2° En infligeant une punition au vendeur qui aura distrait une partie du produit, de façon à en altérer la qualité (la crème du lait, par exemple).

3° En interdisant la vente de tout mélange qui ne serait pas indiqué au moyen d'une suscription ou d'une étiquette.

4° En permettant aux officiers de la santé publique, aux agents de la force, aux inspecteurs des marchés, des poids et mesures, etc., ou toute autre per-

sonne nommée en cette qualité par la municipalité, de se procurer des échantillons destinés à
l'analyse.

5° En donnant à l'acheteur dont la commune est
privée d'*analysts*, le droit de recourir à celui de la
commune ou de la ville voisine.

6° En forçant le débitant, sous peine d'une amende
de 250 francs, à délivrer, sur la réquisition de
l'acheteur, un échantillon de ses produits, dans le
but de le soumettre à l'examen du *pnblic analyst*.

Voici comment les prélèvements se font :

Le délégué, après avoir effectué son achat au
moyen de fonds fournis par la municipalité, fait
part au commerçant de son intention de porter la
substance chez l'*analyst*.

Il lui offre en même temps de la diviser en trois
parts qui sont soigneusement enveloppées et ca-
chetées; l'une ces parts reste entre les mains du
vendeur : l'acheteur en conserve une autre et la
troisième sert à l'expertise.

Le commerçant pour ne pas s'exposer à l'amende
accepte dans la grande majorité des cas (1).

Notons que la poste prend tous les envois, même
les liquides, qui sont adressés à l'*analyst*, les assimi-
lant à une lettre chargée.

Lorsque le rapport conclut à une falsification,
l'affaire vient devant les tribunaux.

En général, les conclusions de l'*analyst* sont
acceptées par la cour et les parties sans contestation.

(1) **Voir page 161.**

La peine peut s'élever à une amende de 1250 francs pour un premier délit ; à six mois de prison quand il y a récidive.

Le rôle des *publics analysts*, on le voit, est considérable et les services qu'ils rendent universellement appréciés en Angleterre.

Le *tolle* général qui s'est élevé de la part des commerçants au moment où ils ont été institués prouve qu'on avait frappé juste.

S'ils sont craints, en revanche le peuple leur a voué une reconnaissance sincère.

Le choix éclairé de l'administration a eu pour effet d'arrêter la médisance, et ils inspirent tant de confiance, que les délinquants en sont arrivés à ne plus se servir du recours aux chimistes de Somerset-House, que leur accorde la loi.

Sur les 17,574 analyses faites en 1879, il n'y a eu que 21 contre-expertises.

Voici la répartition de ces analyses : ont été reconnus falsifiés :

	1877.	1878.	1879.	1880.	1881.
Lait	26,07 %	18,38 %	22,06 %	22,00 %	19,95 %
Beurre	12,48 »	13,23 »	13,93 »	20,08 »	12,67 »
Épiceries	13. »	12,89 »	11,73 »	10,43 »	9,70 »
Drogueries	23,82 »	35,77 »	26,66 »	20,66 »	19,89 »
Vin	47. »	29,31 »	28,30 »	21,31 »	23,94 »
Pain	6,84 »	2,97 »	4,62 »	6,33 »	4,23 »

Le rappprteur qui a dressé ce tableau, M. Wigner (1),

(1) *The work done by Public Analysts* during 1881, by G.-W. Wigner, F C S. *The Analyst*. July 1882.

attribue la falsification persistante du lait à l'in-
dulgence des juges qui ne frappent pas les coupables avec assez de rigueur et admettent les raisons
des délinquants, telles que la nourriture ou l'état
normal ou plutôt anormal d'une vache pour expliquer
la mauvaise qualité d'un lait. Quant au beurre, cet
accroissement est dû à l'introduction de la marga-
rine, qui, dans bien des cas, a simplement été
subtituée au beurre naturel.

L'action moralisatrice de l'institution est néanmoins indéniable. Il suffit d'examiner le nombre
d'échantillons falsifiés par rapport au chiffre total
des analyses faites depuis 1872, pour s'en con-
vaincre :

	Nombres d'échantillons analysés.	Moyenne des falsifications.
1872	10,989	26 %
1875-6	15,989	18,10 »
1877	11,943	17,70 »
1878	15,107	16,58 »
1879	17,574	17,25 »
1880	17,919	17,47 »
1881	17,868	16,56 »

On voit que de 26 0/0, on est arrivé à n'avoir
plus que 16,56 0/0 de prélèvements falsifiés. Sans
doute cette proportion est encore élevée, mais
il faut tenir compte du perfectionnement des procédés d'analyse : c'est ce qui fait dire au rapporteur que nous avons cité, que le Dr Dupré, grâce à
sa méthode pour déceler l'alun dans le pain, est
certainement arrivé à le découvrir là où auparavant
il aurait passé inaperçu. Notons qu'à Londres où le

service est mieux fait que dans les comtés, la moyenne de 1881 est de 12 0/0 seulement.

Nous dirons en terminant quelques mots de la Société des *Public Analysts*, composée de la plupart des experts du Royaume-Uni. C'est là que se centralisent tous les documents, tous les travaux qui ont trait aux falsifications : une revue mensuelle, *The Analyst*, publie les opérations de ses membres, les nouveaux procédés d'analyse, le compte rendu des débats judiciaires, etc. Au moyen de tables précisant les limites à partir desquelles un aliment doit être considéré comme étant fraudé, il fournit aux *Analysts* une base de connaissances au moyen desquelles leurs conclusions sont toujours identiques. Enfin c'est dans le journal *The Analyst* que paraissent les statisques générales de l'année.

Nous reproduirons ici les mêmes remarques que nous faisions en août 1881 devant le Congrès International de médecine (1), en rendant compte des travaux du Laboratoire de Paris exécutés jusqu'à cette époque. Il faut tenir compte, dans l'appréciation de la proportion considérable que nous rapportons plus bas, des conditions tout à fait spéciales dans lesquelles cet établissement se trouve. Le Laboratoire de chimie reçoit des échantillons de toutes les parties

______

(1) *La falsification et l'inspection des substances alimentaires*, Comptes rendus du 7ᵉ congrés international du médecine Londres 1881, vol. IV, et comptes rendus du 4ᵉ congrès international d'hygiène : Genève 1882, T. I, p. 434.

de la France, échantillons sur lesquels on a déjà conçu certains soupçons. Il s'opère donc comme une espèce de triage préalable, et il serait tout à fait inexact de prétendre qu'en France cinquante produits alimentaires sur cent sont falsifiés. On ne connaîtra la proportion vraie que lorsque les prélèvements se feront au hasard sur toutes les denrées exposées en vente, et non pas seulement, comme cela est arrivé jusqu'à présent, sur celles dont la pureté avait déjà été reconnue douteuse.

Il n'est peut-être pas sans intérêt de rapprocher des chiffres ci-dessus, les moyennes relevées par le Laboratoire municipal, d'après les analyses exécutées pendant les exercices 1881 et 1882.

	1881.	1882.
Nombre d'échantillons.	6,258	10,759
Bons.	25,48 %	25,18 %
Passables.	24,36 %	25,86 %
Mauvais non nuisibles.	41,73 %	35,55 %
Mauvais nuisibles.	8,90 %	14,36 %
Moyenne générale des échantillons mauvais.	50,56 %	49,91 %

On le voit, la comparaison des chiffres d'origine anglaise et française, — 16.56 % — 49.91 % — est assez éloquente par elle-même.

Lorsque dès 1879 nous appelions l'attention de l'autorité sur les falsifications qui s'exerçaient à peu près impunément, nous nous attendions peu à voir nos pronostics si malheureusement justifiés.

Aujourd'hui il faut se féliciter de la voie dans laquelle l'administration est entrée : elle a entendue les appels que lui ont adressés] les chimistes qui, comme nous, avaient constaté les nombreuses sophistications pratiquées sur les substances alimentaires.

Ce mouvement en faveur d'une répression énergique ne s'arrêtera plus en dépit des obstacles qu'on lui oppose et l'on peut dire en modifiant quelque peu un vers célèbre :

« Nous vivons dans un temps ennemi de la fraude. »

Il est permis de prévoir le moment où tous les grands centres, comme Marseille, Bordeaux, Rouen, Roubaix, Nantes, Lille, Montpellier, Melun, etc., posséderont des établissements dans le genre de celui ouvert à Paris au mois de mars 1881, lequel par les services qu'il a rendus, peut dès maintenant être classé au premier rang.

Le problème néanmoins ne sera qu'à moitié résolu ; il reste toujours la question importante de l'inspection : aussi longtemps qu'elle n'aura pas reçu une solution satisfaisante, il ne pourra y avoir de progrès réel. Qu'importent en effet les laboratoires les plus complètement, les plus savamment outillés? Qu'importe, en un mot, l'arme contre la fraude, si l'ennemi peut se tenir constamment en dehors de la portée de cette arme? L'originalité des mesures inaugurées par l'Angleterre n'a pas consisté dans l'application au genre de délit dont nous nous occupons, de peines exceptionnellement sévères, mais bien plutôt dans la reconnaissance et la pratique de cet axiome, qu'une des conditions essentielles pour réprimer les adultérations, c'est d'abord de les découvrir et de les constater.

En France les lois sont excellentes, mais on a négligé presque absolument d'organiser des services destinés à la découverte de la falsification. Il est à souhaiter que dans cette partie de la législation française le système préventif fut appliqué de préférence au système répressif.

Le Laboratoire municipal a dû s'attacher des inspecteurs revêtus de la qualité d'agents de la police judiciaire : il en a augmenté le nombre progressivement, et les résultats démontrent clairement le parti qui en a été tiré. Sur les 10,000 échantillons entrés au laboratoire en 1882, le public n'en a apporté que quelques centaines à peine. Tout en reconnaissant les avantages incontestables de sa participation, il ne faut pas trop compter sur lui : en général, les particuliers au lieu de se plaindre, préfèrent changer de fournisseurs et les abus continuent(1). Bien que les Anglais aient assez l'habitude de faire leurs affaires eux-mêmes, la loi a institué des agents spéciaux destinés à rechercher les délits.

Sur ce point, il nous a été donné d'exposer nos vues devant la Société de médecine publique : nous

____

(1) Cette abstention du public ne doit pas être imputée à son indifférence : il est certain que bon nombre d'habitants de Paris ignorent l'existence de cette institution par la simple raison qu'elle est unique en son genre et de création récente. Elle vient cependant d'être mise en lumière et en honneur par les attaques malencontreuses dont elle a été l'objet.

n'y insistons donc pas (1). Mais nous n'avons pas laissé échapper l'occasion d'exprimer une fois de plus même incidemment notre opinion sur un sujet qui nous tient particulèrement à cœur.

(1) De l'organisation de l'inspection des substances alimentaires : *Revue d'hygiène*, mai 1881.

VI

RÉSUMÉ DE L'ORGANISATION ANGLAISE

Après avoir pénétré dans les détails de l'organisation de la médecine publique en Angleterre, peut-
être ne sera-t-il pas inutile d'en rassembler ici les
traits les plus significatifs, et d'appeler l'attention
sur les divers points où l'exemple de sa voisine
pourrait suggérer à la France les modifications
qu'il lui serait profitable d'apporter à ses propres
institutions.

En confiant à un seul département ministériel
la haute direction du service de santé, les Anglais
ont agi suivant le principe qui veut, pour la bonne
marche des affaires, l'unité d'action. On peut re-
gretter que ce principe n'ait pas été appliqué dans
toute sa rigueur. Tout en étant partisan du système
de décentralisation conforme aux aspirations d'indépendance et d'initiative dont le caractère national est
si fortement imbu, on peut déplorer le défaut d'autonomie dont souffre le pouvoir central : à l'inverse
de ce qui se passe en France, c'est le pouvoir central
qui est mis en échec par les communes : on s'étonne

de trouver réunies les questions les plus étrangères les unes aux autres et que les mêmes fonctionnaires aient la haute surveillance de l'exécution des lois relatives aux pauvres, à l'instruction primaire, et aux affaires communales, concurremment avec celles ayant trait à l'hygiène ; enfin qu'ils forment un corps politique appelé à changer avec le gouvernement.

On a aussi critiqué la faculté laissée aux municipalités d'adopter ou de rejeter les prescriptions de la loi de 1875. Ainsi que nous l'avons exposé, le législateur a dû céder devant des considérations dont il était contraint de reconnaître la légitimité. Cependant un moment viendra où, soutenu par l'opinion publique, il se sentira autorisé à compléter, par la sanction de l'obligation, les mesures qui, sans elle, sont demeurées dans certains comtés à l'état de lettre morte. Toute modification, nous ne nous le dissimulons pas, sera hérissée de difficultés. Elle demandera à être introduite avec le plus grand tact. Ces questions d'initiative administrative sont des plus délicates ; elles risquent de devenir abusives. Mais on peut dire que le droit de l'Éat prime les autres, et même, n'en déplaise aux partisans de l'autonomie communale.... en France, celui des communes. L'état est muni par essence d'un pouvoir coercitif contre celles qui montrent de la mauvaise volonté, et son intervention en cas d'hésitation ou de refus, ne saurait passer pour arbitraire.

C'est la profonde aversion qu'on professe en Angleterre pour tout changement subit qui produit de pareilles anomalies. En voulant améliorer de vieux usages et en se contentant de greffer les innovations sur des coutumes abolies en fait, on risque de créer des complications qui sont autant d'obstacles. Nous avons souvent été témoin des conflit soulevés par le département des indigents (Poor Law Board) quand il s'agissait de questions purement médicales. Et en effet, on devait s'y attendre : l'hygiène, tout en utilisant les spécialités d'ordre distinct, a besoin dans ses applications d'hommes ne se contentant pas de leur bon sens ou de leur expérience des affaires publiques pour trancher les questions qui s'y rattachent.

Il serait à désirer que l'administration fût indépendante et placée uniquement entre les mains d'hygiénistes de la valeur de ceux qui actuellement servent de conseil au Local Government Board.

Des autres autorités sanitaires, Town Council, Local Boards, etc., qui surveillent l'exécution de la loi dans les districts, urbains ou ruraux, nous avons peu de chose à dire. Composées des habitants les plus notables par leur situation et par les intérêts qui les rattachent à la localité, l'action qu'elles peuvent exercer sur l'état sanitaire dépend presque exclusivement des agents et surtout du *medical officer* dont elles prennent conseil.

En effet, le *medical officer* est le rouage le plus important du système entier, c'est la clef de voûte dont dépend tout l'édifice.

Un des effets remarquables de la loi de 1875 a

été la création, pour ainsi dire, d'une carrière nouvelle, celle de *medical officer*.

On se prépare à exercer cette profession par des études toutes spéciales (1) : aucune ne demande du reste des connaissances plus variées et plus sérieusement conduites. Pour être capable d'utiliser avantageusement, de diriger et de contrôler les collaborateurs qui lui sont adjoints, le *medical officer* doit s'être familiarisé avec les sciences qui font l'ingénieur, l'architecte, le chimiste, le médecin.

Ces collaborateurs composent, avec les autres agents en sous-ordre, un personnel présentant toutes les garanties désirables de capacité technique.

(1) Il existe aux Universités de Londres et de Cambridge un diplôme conféré à la suite d'épreuves portant exclusivement sur les sciences sanitaires.

VII

EXAMEN COMPARÉ DE L'ORGANISATION
ANGLAISE ET FRANÇAISE

Nous arrivons à la partie la plus utile et la plus difficile de notre tâche, celle qui a pour objet les emprunts qu'il serait désirable de faire au système anglais.

Il ne faut pas perdre de vue que chaque peuple a ses qualités et ses défauts innés ou produits par des causes anciennes et inévitables et que les lois doivent avant tout être appropriées à l'usage de la nation pour laquelle elles sont faites.

La réorganisation, d'aucuns disent l'organisation de la médecine publique est aujourd'hui en France l'objet des vœux les plus ardents et les plus justifiés. Depuis Michel Lévy et Foussagrives tous les hygiénistes ont émis dans leurs écrits une opinion identique à ce sujet. L'Académie de médecine (1), le

(1) Dans la séance du 11 juillet 1882, M. H. Guéneau de Mussy a constaté dans son rapport annuel sur les épidémies, l'insuffisance absolue des documents adressés à la Compagnie. La Commission a demandé instamment que le bureau sanitaire prît une impor-

Comité consultatif d'hygiène publique de France (1),
les sociétés d'hygiène (2) et particulièrement la
société de médecine publique (3) ont voté des résolutions tendant toutes à réclamer de la part des
pouvoirs publics une intervention active.

Nous ne discuterons pas les projets qui ont été
présentés et auxquels nous aurions quelquefois des
objections à opposer : mais nous voulons retenir un
fait qui se dégage de tous ces témoignages concor-
dants, c'est que les institutions actuellement appe-
lées à protéger les intérêts publics en France sont
manifestement impuissantes à atteindre ce but et

tance proportionnée aux services qu'il était appelé à rendre. La
première, la plus pressante innovation, consisterait dans la création
de circonscriptions territoriales ayant chacune à leur tête un médecin
fonctionnaire public, chargé de tout ce qui intéresse l'hygiène
des populations, recevant, en ce qui concerne les épidémies, les
déclarations rendues obligatoires des médecins traitants. Le rapporteur constate l'apathie à l'égard des mœurs hygiéniques, qui se traduit par de fâcheux résultats. La fièvre typhoïde, par exemple,
éclate souvent dans des habitations dont l'infection et la saleté font
des cloaques repoussants ; le choléra infantile, en certaines régions,
dans le Nord, exerce des ravages effroyables, parce que les parents
s'obstinent par ignorance ou par défaut de soins, à donner aux
enfants une alimentation nuisible. En résumé, M. Guéneau de Mussy
est d'avis qu'il faut organiser en France la médecine publique et ne
pas marchander les ressources à une institution dont les nations
voisines ont compris l'importance capitale, et qui doit exercer une
action efficace sur la santé publique et la diminution de la mortalité
infantile.

(1) Rapport du Dr Vallin sur les travaux des Conseils pendant
l'année 1878.

(2) Dr Armingaud, in *Bull. de la Soc. de Med. Pub.* t. IV, p. 271.

(3) Dr A.-J. Martin, in *Bull. de la Soc. de Med. Pub.* t. III,
p. 241. Dr V. Vignard, in *Bull. de la Soc. de Med. Pub.* t. II,
p. 272.

qu'elles appellent impérieusement une prompte réforme (1).

Sur quelles parties du système actuel devra-t-elle porter ? Est-il indispensable d'en supprimer, d'en ajouter ou simplement de les modifier ? Qu'il nous soit permis d'exposer brièvement notre opinion tout en ne perdant pas de vue les considérations suggérées par la comparaison de l'organisation anglaise et française.

Le principe de la décentralisation, tel qu'il est admis en Angleterre, paraît appelé à se faire en France des partisans toujours de plus en plus nombreux.

Il y aurait donc de l'imprévoyance à perdre cette indication de vue, dans la conception de projets destinés à subir certains délais avant d'être mis à exécution.

(1) Il est assez curieux de constater que c'est dans la médecine vétérinaire que l'ensemble des réformes à l'étude est destiné à recevoir un commencement d'exécution. M. Mathé a présenté au Conseil général dans la séance du 18 décembre 1882, un rapport, aux termes duquel le département de la Seine serait divisé en quatre secteurs, comprenant chacun une partie de Paris et de la banlieue. A chacun de ces secteurs serait attaché un vétérinaire sanitaire. Un cinquième vétérinaire qui, suivant le règlement d'administration publique, devra porter le titre de vétérinaire délégué, chef du service sanitaire, aura la direction de l'inspection.

Les vétérinaires sanitaires seraient nommés à la suite d'un examen théorique et pratique. Il leur serait interdit d'avoir une clientèle et d'exploiter des ateliers de maréchalerie. La défense incombant au département du fait de cette réorganisation, est évaluée à 37,400 fr. Les conclusions du rapport de M. Mathé ont été adoptées. Ce qu'on a fait pour les bêtes ne pourrait-on le faire pour les hommes, qui le méritent peut-être autant ?

Le régime ressemble par plus d'un côté, comme on le voit, à celui de l'Angleterre. Là les municipalités principalement ont la haute main sur tout ce qui concerne la santé des populations, sans exclure l'État.

L'État et les communes jouent respectivement leur rôle dans l'application de ce mécanisme législatif. Tous deux veillent à l'obéissance aux lois sur la matière et recourent aux lumières d'hommes spéciaux, les *medical officers*.

Les lois ne manquent pas en France : il n'y a peut-être pas un article important de l'Acte de 1875 qui ne corresponde à une mesure législative ou à un décret français. Ce qui reste à trouver, c'est le moyen de les utiliser et surtout de les appliquer.

« En France (1), nos institutions de médecine publique ont été parfaitement conçues au point de vue du pouvoir consultatif : l'exécution seule a fait défaut, parce que des fonctionnaires compétents et autorisés, réunissant entre leurs mains la direction d'institutions qui se disséminent de plus en plus, ont jusqu'à présent manqué. » (2).

Nous avons donc à constater cette situation singulière et pourtant régulière, comme nous le faisions

---

(1) Dr A.-J. Martin. Loc. cit.

(2) L'armée est privilégiée sous ce rapport : d'après les instructions adressées par le Ministre de la guerre aux généraux commandants de corps d'armée, il est enjoint aux médecins de corps de troupes de dresser des rapports sanitaires et de les faire parvenir en temps utile pour arrêter ou empêcher le développement des épidémies qui peuvent se produire dans l'armée.

en 1879 à propos de l'organisation de l'inspection des substances alimentaires : c'est qu'il convient d'attribuer les défauts de l'état de choses actuel au manque d'exécution des mesures prescrites par la loi, plutôt qu'à la loi elle-même. Le mécanisme législatif anglais dont les rouages sont à vrai dire embrouillés, présente au moins cet avantage qu'il fonctionne, tandis qu'en France, si les ressorts sont mieux outillés, en revanche ils ne marchent pas.

Les diverses dispositions contenues dans le « Public Health Act» constituent un ensemble très complet de législation sanitaire. En France, plusieurs prescriptions analogues existent, mais elles sont éparses dans différentes lois ou ordonnances, ou même dans de simples règlements, dont la coordination démontrerait l'insuffisance absolue des mesures, non pas fixes ni définies comme dans l'Acte anglais, mais laissées la plupart du temps à l'arbitraire des autorités compétentes qui, rendons-leur cette justice, n'en usent pas.

Les fonctions de police sanitaire sont réparties entre l'État et des groupes particuliers, départements et communes; examinons l'action séparée de chacun de ces pouvoirs.

Dès la Révolution française où s'est affirmé le principe de la séparation des pouvoirs, l'État confiait aux communes le soin de la salubrité et même de la propreté (loi du 14 décembre 1789). Mais les municipalités qui, pendant la période révolutionnaire, jouirent d'une indépendance exagérée, et firent échec même au gouvernement central, les municipalités restèrent livrées à leurs propres inspirations qui la plupart du temps, ne furent pas heureuses. Et en effet la loi des 16-24 août 1790 ne faisait que confirmer cette indépendance des communes et les abandonnait encore davantage s'il est possible à elles-mêmes. — Quand avec le consulat se fonda un gouvernement dont la tendance était de centraliser à outrance, l'impulsion partit de haut. L'arrêté du 18 messidor au X (6 juillet 1802) instituait auprès de la préfecture de police « un Conseil de salubrité chargé de la visite, de l'examen et des rapports concernant les boissons, les épizooties, ainsi que les manufactures, ateliers et autres éléments du même genre ».

Ce Conseil était composé de « quatre membres *choisis parmi des chimistes* et autres personnes ayant des connaissances relatives aux objets soumis à l'examen de ce Conseil. » Malheureusement cet arrêté ne s'étendait qu'au département de la Seine, n'embrassant que le ressort de la préfecture de police : les autres départements restaient privés des avantages d'une pareille institution. Pourtant l'œuvre était inaugurée, et à partir de ce jour l'administration, à défaut des administrés, ne s'en désintéressa plus. En effet un arrêté du 6 octobre 1807, définissait d'une façon plus précise la compétence du Conseil de salubrité et chargeait le préfet de police d'assurer la salubrité de la ville de Paris, « en prenant des mesures pour prévenir et arrêter les épidémies, les épizooties, les maladies contagieuses, en faisant observer les règlements sur les inhumations, en faisant enfouir les cadavres des animaux morts, surveiller les vétérinaires, les constructions, entretenir et vidanger les fosses d'aisances, en faisant surveiller les échaudoirs, fondoirs, salles de dissection et la basse geôle, en empêchant d'établir dans l'intérieur de Paris des ateliers, manufactures, laboratoires ou maisons de santé qui pourraient nuire à la salubrité. »

En conséquence le nombre des membres du Conseil était porté de 5 à 7, et cette augmentation est remarquable quand on songe que Dupuytren était appelé à faire partie de cette Commission.

Quelques jours plus tard, le 26 octobre 1807, la constitution intérieure de ce Conseil était réglée, et l'on peut dire qu'à partir de ce moment Paris eut son *Local Board* théoriquement mieux organisé que ceux d'Angleterre.

Il faut supposer que pendant une période d'années le Conseil de salubrité fonctionna régulièrement. Tant il y a que, comme les peuples heureux, les institutions parfaites n'ont pas d'histoire.

Mais il paraît que l'institution était loin de la perfection, car un arrêté du préfet de police Gisquet du 24 décembre 1832 — l'année du choléra — venait apprendre au public que le Conseil de salubrité « a reçu successivement une extension qui ne se trouve pas justifiée par les besoins du service et qui nuit

au contraire à la rapidité des travaux et à l'unité de
principes dans l'étude et la discussion des affaires;
qu'il importe en conséquence de rétablir ce Conseil
sur des bases qui répondent au but de cette institution ».

Le Conseil de salubrité était composé de 12 membres titulaires (touchant une indemnité), de 6 membres adjoints et d'un nombre indéterminé de membres honoraires. La nomination des membres était
modifiée par le même arrêté. Les mesures de
M. Gisquet ne semblent pas avoir été longtemps
appréciées. M. Delessert ne trouva pas, comme son
prédécesseur, que le Conseil de salubrité avait reçu
une extension injustifiée : au contraire, il le com-
pléta de la façon la plus heureuse.

Le considérant de l'arrêté du 1ᵉʳ mars 1838 mérite d'être cité en entier. « Considérant que l'organisation entièrement médicale du Conseil de salubrité ne répond pas d'une manière complète au but
de cette institution; que s'il importe de maintenir
dans les limites actuelles le nombre des membres
titulaires et des membres adjoints, il devient d'un
autre côté nécessaire d'appeler au Conseil des personnes qui, à raison de la spécialité de leurs fonctions, peuvent y apporter de nouvelles lumières et
hâter la conclusion des affaires qui lui sont soumises; que sous ce rapport il y a lieu d'étendre les
exceptions portées sur l'article 4 de l'arrêté précité
du 24 décembre 1832. » M. Delessert introduisait
donc dans le Conseil, outre les sommités médicales

que M. Gisquet n'en avait pu exclure, le directeur
de l'École de pharmacie et, ce qu'il importe de
signaler principalement, l'ingénieur en chef directeur du pavé de Paris, l'ingénieur en chef directeur
des eaux de Paris et l'architecte commissaire de la
petite voirie. Ainsi, au lieu d'un seul *surveyor*, on en
affectait trois au Conseil de salubrité. Mais trois fonctionnaires, quelles que soient d'ailleurs leurs capacités techniques, qui ne considèrent fatalement leur
participation aux travaux de ce Conseil que comme
un hors-d'œuvre ou si on l'aime mieux, comme une
fonction honoraire, ne valent pas un seul fonctionnaire s'occupant effectivement et exclusivement
d'une seule besogne. C'était là le défaut de cette
disposition nouvelle. Mais quand même le Conseil
de salubrité eût reçu du premier coup toutes les
améliorations nécessaires, une seule ville eût joui
de ce progrès. Pendant 10 ans encore les départements purent envier à la capitale sinon ses excellentes conditions d'hygiène, au moins son Conseil
de salubrité. Il semble qu'il ait fallu une révolution pour doter la France entière de cette organisation. Si l'on peut contester à la République de 1848 la
gloire d'avoir fondé le suffrage universel, au moins
faut-il lui rendre cette justice qu'elle a généra-
lisé les institutions sanitaires par toute la France.
Un décret du 18 décembre 1848, signé du général
Cavaignac, du Ministre de l'Agriculture et du Commerce Tourret, portait création des conseils d'hygiène publique et de salubrité dans chaque dépar-

tement, dans chaque arrondissement (1) et, s'il y avait lieu, des commissions au chef-lieu de canton. Les attributions de ces divers conseils et commissions consistaient à examiner les questions relatives à l'hygiène publique de leur circonscription qui leur seraient renvoyées par le préfet ou le sous-préfet. Ils pourraient être spécialement consultés sur les objets suivants :

L'assainissement des localités et des habitations (ateliers, écoles, hôpitaux, casernes, prisons, etc.) ; les mesures à prendre pour prévenir et combattre les maladies endémiques, épidémiques et transmissibles, les épizooties ; la propagation de la vaccine ; l'organisation des services médicaux aux malades indigents ; les questions relatives aux enfants trouvés ; la qualité des aliments, boissons, médicaments livrés au commerce ; les demandes en autorisation, translation ou révocation des établissements dangereux, insalubres ou incommodes ; les grands travaux d'utilité publique sous le rapport de l'hygiène, etc.

C'était là un acte de décentralisation excellent en principe ; mais la tendance centralisatrice de l'ad-

---

(1) Un décret du 15 décembre 1857 a établi dans chacun des arrondissements de la ville de Paris et dans chacun des arrondissements de Sceaux et de Saint-Denis, une commission d'hygiène chargée de recueillir toutes les informations qui peuvent intéresser la santé publique, d'appeler l'attention du préfet de police sur les causes d'insalubrité et de donner leur avis sur les moyens de les faire disparaître.

Ce même décret a changé le titre du Conseil de salubrité en celui de Conseil d'hygiène publique et de salubrité du département de la Seine.

ministration française se révélait en ce qu'on ne
laissait à ces nouveaux conseils qu'un caractère purement consultatif. Elle se manifestait plus fortement encore par l'institution du Comité consultatif
d'hygiène publique (10 août 1848).

Une série de décrets (1er février 1850, 23 octobre
et 22 novembre 1856, 7 octobre 1879) donnèrent
au Comité consultatif tous les compléments souhai-
tables, tant en personnel qu'en attributions ; mais
la législation lui refusait impitoyablement toute
immixtion même légitime dans le domaine de l'exécutif, de crainte des empiétements sans doute, et lui
enlevait ainsi toute action efficace. C'est par là que
l'emporte la législation anglaise moins soucieuse de
la correction des considérants et de l'alignement
logique des articles.

Elle s'est préoccupée principalement de la pratique et a sans crainte d'imprévoyance, abandonné à
l'initiative du *medical officer* un grand nombre de
cas. C'est ainsi que mieux que la législation française elle a prévu l'imprévu.

Nous voyons donc qu'il existe des institutions
d'État, telles que le Comité consultatif, dont les
membres sont nommés par le ministre. Si nous
étions en Angleterre, nous appellerions ce Comité
une des branches principales du Gouvernement
local. — Dans les départements toute une hiérarchie
de conseils et commissions siègent aux chef-lieux de
départements et d'arrondissements, sous le nom
conseils d'hygiène publique, et dans les chef-lieux

de canton sous le nom de commissions d'hygiène. Nous retrouvons ici un système analogue à celui des *Local Boards* urbains et ruraux dépendant du Gouvernement local, mais avec cette différence qu'entre ces conseils et commissions et le comité consultatif on ne saisit aucun lien direct. L'intermédiaire est le ministre compétent.

Quant aux institutions d'origine et de caractère municipal que nous trouvons en Angleterre toujours sous le nom générique de *Local Boards*, il n'en est pas trace en France. Nous ne pouvons que mentionner la commission toute spéciale des logements insalubres (loi des 19 janvier, 7 mars et 13 avril 1850), commission qui rend de grands services, mais dont la création n'est pas obligatoire. Il est vrai que la loi de 1789 attribue aux communes la police sanitaire. Mais outre que ce dispositif est trop vague, il a l'inconvénient de pousser les municipalités à s'en remettre pour l'hygiène aux commissions cantonales ou départementales. Il importe donc que les municipalités soient chargées effectivement de la police sanitaire, et pour ce, il suffit d'appliquer aux communes l'organisation dont on a doté d'autres circonscriptions, peut-être avec moins de nécessité (1).

---

(1) Nous entendons désigner plus particulièrement l'arrondissement qui a quelque chance de disparaître lorsqu'on aura supprimé les sous-préfets, qu'on a voulu considérer dans ces derniers temps comme l'unique raison d'être de ces circonscriptions.

Il va sans dire que nous ne nous préoccupons pas ici du projet de rétablissement des municipalités cantonales, projet que la Chambre examinera incessamment lors de la discussion sur les lois municipales.

En résumé, s'il existe en France des dispositions
législatives ou autres contenant le principe de pouvoirs suffisants pour permettre la réglementation
des matières visées par l'acte anglais de 1875, la
diversité de ces dispositions, leur nombre, le manque de cohésion et de précision, l'absence presque
complète de mesures répressives et, en tout cas,
la bénignité et conséquemment le peu d'efficacité
de la répression, font désirer ardemment et rendent
nécessaire l'unité de législation que l'acte anglais
de 1875 réalise.

Les conseils et les commissions que nous venons
d'énumérer constituent un élément consultatif aussi
complet qu'il est possible de le désirer. L'administration peut être éclairée sur tous les points qu'elle
juge à propos de mettre à l'étude. Malheureusement
leur rôle se borne à donner un avis : aucune initiative ne leur appartient, et c'est sous la tutelle de l'administration que s'accomplissent les mesures adoptées, quand elle estime qu'il convient d'y donner
suite.

Tout autre est la situation des conseillers sanitaires en Angleterre. Le *medical officer* propose au
conseil, devant lequel il est responsable, de faire
exécuter les projets auxquels il s'est arrêté, après en
avoir constaté l'urgence par lui-même ou par les
agents placés sous ses ordres. Rarement il attend que
des plaintes lui soient parvenues ; il cherche au contraire à les devancer : il sait par expérience que bien
des gens préfèrent souffrir une incommodité plutôt

que de la faire disparaître s'il doivent pour cela supporter des frais même peu considérables. Souvent
aussi ils ne sauraient se rendre compte du préjudice
qu'ils causent à leur santé et à celle de leur entou-
rage. L'initiative est d'autant plus légitime en pareil
cas qu'il ne faut pas oublier que l'hygiène est avant
tout une science de prévoyance; son but est bien
plutôt de préserver la santé contre les influences
résultant d'une cause donnée que de les combattre
après qu'ils ont commencé à exercer leurs ravages.

Le *medical officer* n'a pas d'autre mission, ainsi
que les services institués près de lui. Il veille
à écarter tout danger de son district, et se trouve
personnellement intéressé à la salubrité de la localité dont il a la charge.

Cette responsabilité est d'ailleurs justifiée par la
part de pouvoir qui lui est faite. En France elle est
nulle par la raison que les Conseils sont dépourvus
de toute action, et c'est là une différence essentielle
qui s'observe entre les deux systèmes. Initiative,
pouvoir, responsabilité, telle est la formule qui convient à l'organisation anglaise et qu'on devra inscrire
en tête de tout projet futur.

On a objecté que les médecins seraient souvent
embarrassés par des questions de législation et qu'ils
se trouveraient à chaque moment arrêtés devant les
difficultés provenant de leur ignorance du droit ad-
ministratif. L'argument est trop facile à réfuter pour
que nous nous y attardions. Le nombre de membres
du corps médical qui siègent dans le Parlement prouve

assez clairement, il nous semble, que le pays ne les
juge pas incompétents en cette matière. Rien d'ailleurs ne les empêcherait de se livrer spécialement
à l'étude de ces connaissances, si elles devaient leur
être utiles. L'action du *medical officer* se trouve parfois entravée par une loi ou un arrêté dont il igno-
rait l'existence, et, en prévision de cette éventualité,
les Local Boards nomment près d'eux un conseil judiciaire chargé de les éclairer sur les points litigieux qui
peuvent surgir. Mais ses services sont rarement mis
à contribution par le *medical officer* : il arrive rapidement à se familiariser avec une législation dont il
doit constamment tenir compte dans l'exercice de
ses fonctions, fonctions auxquelles il ne parvient
d'ailleurs qu'après avoir satisfait sous ce rapport les
légitimes exigences du pouvoir dont il tient son
mandat.

Les Boards recherchent donc avant tout un agent
possédant les capacités techniques nécessaires ; puis
avec l'initiative et le pouvoir d'agir par leur intermédiaire, ils lui imposent une responsabilité justifiée par leur confiance. De cette façon l'exécution se
trouve placée entre les mains de l'autorité compétente.

Tout autres nous le répetons sont les errements
actuellement suivis en France. Une fois adoptées, les
résolutions restent sans aucune sanction immédiate :
l'élément consultatif et l'élément exécutif semblent
séparés par un abîme qu'il serait facile de combler.

L'hygiéniste aurait pourtant un rôle autrement

important à jouer dans les communautés si ses connaissances et les services qu'il serait apte à rendre
étaient justement appréciés. Le but auquel toute
réforme doit tendre, c'est de lui attribuer l'influence
dont il a le droit d'être mis en possession et cela pour
le bien de tous.

Les nations soucieuses de se maintenir au premier
rang doivent tenir à honneur d'organiser sérieusement chez elles la médecine publique. Des milliers
d'existences en dépendent et l'expérience a suffisamment démontré et les avantages des mesures prophylactiques prises à propos, et par contre les calamités
dues à l'imprévoyance (1).

La solution qui nous paraît la mieux en harmonie avec l'organisation française, telle que nous
venons de la rappeler, consiste dans une combinaison ayant pour éléments : 1° le pouvoir municipal
chargé de l'exécution de la loi : 2° l'inspecteur de
l'hygiène publique ou médecin sanitaire, peu importe le nom, chargé de l'avertir quand il convient
de l'appliquer.

Pour donner à l'organisation actuelle une action
véritablement efficace, la faire entrer dans une voie
fertile en résultats, il faut qu'elle soit servie par un
corps d'agents continuellement en activité, s'occupant
spécialement d'hygiène et tenus de s'opposer énergi-

---

(1) Consulter les discours de MM. Bouchardat, Rochard, Proust,
Lagneau, Marjolin, Noël et Henri Guéneau de Mussy, prononcés à
l'Académie de médecine à propos de la dernière épidémie de fièvre
typhoïde.

quemcnt à l'existence de toute cause qui pourrait lui être contraire.

Le rouage important qui manque au système français, nous le trouvons fonctionnant en Angleterre : c'est le *medical officer*.

En créant des fonctions analogues, il n'est pas douteux qu'on arriverait à une solution qui jusqu'à présent n'a pas été atteinte. C'est en même temps le moyen le plus simple et le plus pratique parmi les innovations qu'il faudra nécessairement introduire pour améliorer la situation : il présente également l'avantage de combler une lacune dont nous avons cherché à démontrer les déplorables conséquences.

Le recrutement des inspecteurs ne présenterait aucune difficulté : dans les villes il serait aisé de trouver un ou plusieurs praticiens offrant toutes les garanties voulues, et dans les campagnes il suffirait d'un inspecteur par tant de mille habitants. Les dépenses exigées pour pourvoir au traitement de ces fonctionnaires ne grèveraient pas le budget départemental ou municipal d'une somme bien considerable. On serait sans doute obligé de se résigner à certains sacrifices et de porter à un chiffre plus élevé qu'il ne l'est aujourd'hui les subventions affectées à l'hygiène publique (1).

(1) D'après des délibérations toutes récentes du conseil municipal, il résulte qu'on n'a dépensé dans toute l'année 1881 que 36 fr. pour la désinfection des locaux occupés par des personnes indigentes, atteintes de maladies contagieuses (Rapport du Dr A.-J. Martin à la Soc. de médecine publique, sur l'organisation de la médecine publique en France).

Il ne faudrait pas croire d'ailleurs que les sommes ainsi dépensées n'aient d'autre utilité que de prolonger l'existence, ce qui, aux yeux de certains économistes endurcis, pourrait passer pour une considération purement sentimentale. M. E. Chadwick, ancien directeur du *Local Government Board*, écrit (1) : « En dix ans, par suite des mesures prises pour l'assainissement et la salubrité publique, mesures ayant réduit considérablement les maladies, il a été sauvé en Angleterre et dans le pays de Galles, environ 250,000 vies et certainement plus de 3 millions de cas de maladies ; l'argent épargné pour ce nombre de sépultures et ces cas de maladies peut s'estimer à 100,000,000 de francs. »

Ce n'est pas dans un pays comme la France, où la population reste à peu près stationnaire qu'une pareille considération est à négliger. Nous n'avons pas la prétention de faire une économie de 100 millions de francs, mais nous estimons que la conservation de quelques vies humaines constituerait un très appréciable bénéfice.

Qu'il nous soit permis d'esquisser en peu de mots la marche des affaires telle que nous la comprenons, le jour où la charge d'inspecteur de l'hygiène publique aurait été créée.

S'agit-il d'une question ne donnant lieu à aucune contestation ? l'inspecteur s'adresse au maire qui se charge de faire exécuter les mesures dont celui-ci

(1) Ibidem.

demande l'application ; s'il survient des difficultés entre l'autorité et les particuliers, un recours contre les décisions municipales est ouvert aux intéressés devant le conseil de préfecture, qui se fait éclairer par des expertises confiées aux membres des commissions ou des conseils d'hygiène, ainsi que cela se pratique pour toutes les matières techniques au sujet desquelles le juge est obligé de faire appel aux lumières d'hommes spéciaux. Il est entendu que les particuliers possèdent le droit d'opposer une contre-expertise.

Suivant le cas, les affaires seraient portées, s'il y avait lieu, devant la juridiction judiciaire ou la juridiction administrative. D'ailleurs l'arsenal des lois françaises est assez bien fourni pour ne laisser aucune surprise dans les questions de procédure ou de conflit. Nous ne voulons pas à la veille de la réorganisation judiciaire, tabler sur une base qui peut-être s'écoulera demain.

Les renseignements recueillis dans leurs tournées par les agents-voyers et les agents de la sûreté publique seraient mis à profit par l'inspecteur. Ils lui fourniraient des informations comme le *medical officer* en reçoit du *surveyor* et de l'*inspector of nuisances*.

L'inspecteur devrait adresser au préfet un compte rendu trimestriel des opérations exécutées dans l'arrondissement. Ces rapports seraient transmis au conseil départemental, qui les renverrait à l'administration avec les observations dont il aurait jugé à propos de les accompagner.

La création d'une Direction de la santé publique complèterait l'œuvre dont nous avons tentée d'indiquer les données principales. Elle aurait l'avantage de prêter de la cohésion aux efforts disséminés et tendant vers le même but. Elle seule serait capable de veiller sur les intérêts généraux et de prendre de ces mesures qui, pour être vraiment utiles, ont besoin d'être appliquées sur une certaine étendue.

L'enseignement de la médecine publique trouverait en elle un propagateur puissant, et, à moins de laisser à l'expérience personnelle le soin de former les hygiénistes, de les obliger à faire leur éducation eux-mêmes, toute réforme sérieuse devra commencer par là.

Cette question capitale de l'enseignement a été trop souvent traitée déjà pour que nous puissions en parler sans rééditer les arguments mis en avant par d'autres plus autorisés et plus écoutés que nous. La réorganisation de la médecine publique a également fait l'objet d'éloquentes et judicieuses communications, et nous ne saurions entrer dans les détails d'un aussi vaste sujet sans dépasser les limites que nous sommes imposées au début de ce travail.

Les considérations que nous venons de consigner découlaient naturellement des faits rapportés. Nous avons simplement voulu attirer particulièrement l'attention sur quelques-uns d'entre eux comme pouvant être d'une application facile et servir par là les intérêts de ce pays.

Notre ambition n'a certes pas été de présenter un système complet, mais de poser quelques jalons. Est-il téméraire d'espérer que la voie sera frayée ? Non ; nous comptons pour cela sur le corps médical de France, à qui ne manquent ni le zèle ni la bonne volonté, et à qui ne manquera pas davantage, nous le souhaitons, l'appui des pouvoirs publics.

APPENDICE

ACTE DE SALUBRITÉ PUBLIQUE

THE PUBLIC HEALTH ACT. 1875,

(38 et 39 Victoria. Cap. 55)

Acte pour confirmer et amender les lois existantes concernant l'hygiène publique en Angleterre.

PREMIÈRE PARTIE

PRÉLIMINAIRES

1. Le présent Acte prendra le nom de : *The public Health Act*, 1875.

2. Il ne s'appliquera à l'Ecosse, à l'Irlande et à la métropole que dans les cas expressément spécifiés par l'Acte même.

3. Il sera divisé en plusieurs parties, désignées comme il est dit ci-après.

1re partie : Préliminaires.

2e   —   Autorités chargées de l'exécution de la loi.

3e   —   Mesures sanitaires.

4e   —   Dispositions applicables au gouvernement local.

5e   —   Dispositions générales.

6e   —   Emprunts et impôts.

7e   —   Action judiciaire.

8e   —   Délimitation des *districts* et *unions*.

9e   —   Gouvernement local.

10°   —   Dispositions diverses et transitoires.

11e   —   Exceptions et lois abrogées,

4. Définitions.

Les termes suivants, à moins de contradiction avec le sens de l'article, devront être considérés comme pris dans l'acception ci-après définie (1) :

BOURG. — Tout lieu administré par une municipalité nommée conformément à la loi sur les corporations municipales (2).

MÉTROPOLE. — La ville de Londres et tous lieux et paroisses dont il est fait mention dans la loi sur l'administration de la métropole, 1855 (annexe A, B et C).

DISTRICT DE GOUVERNEMENT LOCAL. — Tout territoire soumis à l'autorité d'un conseil local (*Local Board*) institué en vertu des lois antérieures sur le gouvernement local et de la loi actuelle, 32 et 33 Vict. C. 55.

DISTRICT DE LA LOI D'AMÉLIORATION (*Improvement Act District*). Territoire soumis à l'autorité des commissaires d'améliorations (*Improvement Commissioners.*)

COMMISSAIRES D'AMÉLIORATIONS : commissaires ou personnes investies, en vertu d'un acte local, de pouvoirs municipaux (répartition des impôts, voirie, etc.).

PAROISSE. — Lieu où une taxe spéciale dite taxe des pauvres (*poor rate*) est ou peut être levée et possédant ou pouvant posséder un inspecteur-administrateur des pauvres (*overseer*) (3).

(1) Voir : *Commentaires sur les lois anglaises*, BLAKSTONE ; — *Droit anglais*, suivi d'un dictionnaire des termes techniques, ALEXANDRE LOYA ; — W. ESCOTT, chap. *Justice; — Régime municipal et institutions locales de l'Angleterre*, VALFRAMBERT ; — Acte sur le Local Government Board, page 151.

(2) 32 et 33 Vict. c. 55. La municipalité se compose des conseillers municipaux nommés par les bourgeois (*burgesses*). Est bourgeois toute personne, homme ou femme, ayant acquitté pendant 3 ans la taxe des pauvres d'une paroisse faisant partie d'un bourg. — Les conseillers nomment les *aldermen* et forment avec eux le *town council* (conseil de la ville), présidé par le maire (*major*) désigné à l'élection. La répartition des impôts du bourg est faite par le conseil.

(3) L'inspecteur des pauvres est chargé d'administrer les fonds

Union. — Réunion de paroisses syndiquées dans le but de secourir leurs pauvres conformément à un acte public ou local du parlement (1). Union désigne également toute paroisse possédant un conseil de gardiens.

Gardiens des pauvres. — Toute personne administrant le bien des pauvres dans une union.

Personne. — Une personne ou réunion de personnes constituées en corps (2).

Autorité locale. — L'autorité sanitaire urbaine ou rurale.

Inspecteur. — Toute personne nommée aux fonctions d'inspecteur par une autorité rurale, conformément au présent Acte.

Terres et immeubles. — Maison et dépendances, constructions, biens-fonds (3) en général.

Propriétaire : — La personne qui touche actuellement les loyers des terres et biens-fonds, soit pour son propre

recueillis dans chaque paroisse à l'aide desquels on donne du travail aux pauvres capables de travailler et on secourt les indigents qui se trouvent dans l'impossibilité de subvenir à leurs besoins.

(1) La 4e et la 5e année du règne de Guillaume IV, une loi fut promulguée décidant qu'aucun secours ne devrait être accordé à quiconque ne serait pas entré dans un *workhouse* (maison de travail). C'est pour subvenir aux frais d'entretien d'un *workhouse*, que les petites paroisses se réunissent et forment des *unions*.

(2) Un corps constitué ou *corporation*, est toute association ou combinaison de personnes *incorporée* ou toute personne incorporée (*incorporated*), par un acte du parlement ou un statut, c'est-à-dire revêtue d'une personalité propre, spéciale, fictive, indépendante de chaque individu en particulier, et constituant par elle-même une entité. En France, la dénomination correspondante est celle de *personne morale :* ainsi, l'État, le département, la commune, ont des existences propres, sont des personnes *morales* constituées par la loi.

Dans l'acte ci-dessus, le mot *personne* a un sens analogue, il est synonyme de personne morale, personne *incorporée* ou plus simplement *corporation*.

(3) Domaine, héritage.

compte, soit pour le compte d'autrui en qualité de gérant, d'agent, d'administrateur judiciaire, ou en toute autre qualité.

RUE. — Tout chemin, pont, rue, route ou voie de communication publique ou privée.

MAISON. — Comprend les écoles, manufactures et autres contructions dans lesquelles plus de vingt personnes sont employées à la fois.

DRAIN. — Caniveau, canal destiné au drainage d'une construction ou de plusieurs constructions comprises dans une même enceinte, et devant communiquer avec un puisard ou tout autre réservoir affecté au drainage, ou encore avec un égout servant à une ou plusieurs constructions ou habitations.

COUR DES SESSIONS TRIMESTRIELLES. — Cour des sessions générales ou trimestrielles tenues devant les juges de paix (1).

COUR DE JUSTICE SOMMAIRE. — Cour tenue devant deux ou plusieurs juges de paix, magistrats ou fonctionnaires quelconque, autorisés à juger sommairement certaines causes en vertu des actes sur la justice sommaire.

DEUXIÈME PARTIE

DES AUTORITÉS SANITAIRES

Districts sa-
nitaires
urbains et
ruraux.

5. L'Angleterre (1) sera divisée en districts qui prendront le nom de :

1° Districts sanitaires urbains ;

2° Districts sanitaires ruraux.

(1) Les cours des sessions trimestrielles des juges de paix se tiennent dans les comtés sous la direction de leur président. Dans les localités où le nombre des affaires est considérable, elles siègent aussi dans les périodes intermédiaires. (A de Fontblanque : *L'Angleterre*, 1881).

(2) Sauf la métropole (v. *ante*, définition).

Ces districts seront soumis respectivement aux *autorités sanitaires urbaines* et aux *autorités sanitaires rurales* dont les pouvoirs sont spécifiés par la présente loi.

6. Les districts urbains comprendront les lieux énumérés dans la première colonne de la table suivante; et les autorités urbaines, les personnes ou les corps et corporations cités en regard, dans la deuxième colonne.

DISTRICTS URBAINS	AUTORITÉS URBAINES
Les bourgs.	Le maire, les adjoints, les électeurs adjoints au conseil.
Les districts placés sous l'autorité spéciale des commissaires d'améliorations (*Improvement commissioners*)(1) et ne faisant pas partie d'un bourg ou d'un district de gouvernement local	Les commissaires d'améliorations (*improvement commissioners*).
Les districts de gouvernement local (*Local government districts*).	Le Conseil local (*Local Board*).

1° Tout bourg, partiellement ou entièrement compris dans un *local government district* ou *improvement act district;* tout *improvement act district* partiellement ou entièrement compris dans un *local government district* tout *local government district* partiellement ou entièrement et compris dans un *improvement act district*, sera annexé au district dans lequel il est partiellement ou entièrement compris; et les *improvement commissioners* ou le *local board* du district constitueront l'*autorité sanitaire* de la localité;

2° Quand la superficie d'un *improvement act district* se confondra avec un *local government district*, les *impro-*

______
(1) *Improvement commissioners :* Voir aux définitions, *ante.*

vement commissioners et non le *local board* constitueront l'autorité sanitaire de la localité ;

3° Lorsqu'une partie du territoire d'un *improvement act district* est comprise dans un *local government district* ou un bourg ; lorsqu'une partie du territoire d'un *local government district* est comprise dans un bourg, cette partie du territoire de l'*improvement district* ou du *local government district*, qui dépend d'un bourg, continuera à être regie comme si le présent Acte n'existait pas, à moins que le *local government board* n'en ait ordonné ou n'en ordonne autrement. Dans la présente loi, les bourgs d'Oxford, Cambridge, Blanford, Calne, Wenlock, Folkestone et Newport, île de Wight, ne seront pas considérés comme étant des bourgs ; le bourg de Cambridge sera considéré comme un *improvement act district* et le bourg d'Oxford comme compris dans le *local government district* d'Oxford.

Le territoire du bourg de Folkestone, non compris dans le *local government district* de Sandgate, formera un district urbain placé sous la dépendance de l'autorité créée par « *The improvement Folkestone* 1855. »

Constitution
des *local*
boards et
des im-
provement
commissio-
ners.

7. Les *local boards* et les *improvement commissioners* ayant qualité d'autorité sanitaire urbaine, continueront à former ou formeront un corps constitué, dans le cas où des *local boards* et des *improvement commissioners* auraient qualité d'autorité sanitaire au moment de la promulgation du présent Acte ; ils seront désignés sous le nom qu'ils portaient à ce moment ; dans le cas où ces Local Boards auraient été constitués après la promulgation du présent Acte, ils prendront tel titre qui sera agréé par le *local government board ;* ce titre leur sera accordé à perpétuité, ainsi qu'un sceau, avec le droit de poursuivre et d'ester en justice et de posséder sans aucune servitude.

Élection des
membres
des *local*
boards.

8. Les membres des *local boards* seront nommés à

l'élection ; le nombre et la qualité des membres, la qualité des électeurs, le mode et les frais des élections, la façon d'y procéder, tout ce qui concerne les démissions, les incapacités légales, la procédure en cas de dissolution d'un *local board*, ainsi que toutes les questions ayant trait à l'élection des membres des *local boards* seront réglées par l'annexe II de la présente loi.

9. Le territoire d'un *union* (1) ne coïncidant pas avec celui d'un district urbain, ou n'étant pas complètement compris dans un *district urbain*, (désigné ici sous le nom de *rural union*), constituera un district urbain, à l'exception des parties déjà comprises dans un *district urbain;* et les *guardians* (2) de l'union constitueront l'autorité rurale du district.

1° Un *guardian* de droit (*ex officio*) habitant une paroisse faisant partie de l'union, paroisse qui constitue un district urbain ou est située dans un district urbain, ne pourra prendre part aux actes et aux votes de ses collègues agissant comme membres de l'autorité rurale, à moins qu'il ne soit propriétaire ou locataire d'un immeuble situé dans le district rural, d'une valeur suffisante pour donner à ce propriétaire ou à ce locataire la qualité de *guardian eligible* de l'union.

2° Un *guardian eligible* d'une paroisse appartenant à une union, ou d'une paroisse constituant en entier ou en partie un district urbain, ne pourra en aucun cas, agir ou voter avec les *guardians* de cette union quand ils agiront ou voteront en qualité de membres de l'autorité rurale.

3° Lorsqu'une certaine partie d'une paroisse, appartenant à une union rurale, constitue un district urbain en partie ou en totalité, le *local government board* peut diviser telle paroisse en plusieurs circonscriptions et fixer le nombre des *guardians* à élire par chacune de

(1) Union : voir aux définitions, *ante*.
(2) Guardians, id.

ces circonscriptions, de façon à ce que la partie de la paroisse comprise dans le district rural soit dûment représentée. Jusqu'à ce qu'il en ait été ordonné autrement, le *guardian*, ou les *guardians* de la paroisse pourra ou pourront agir et voter en qualité d'autorité rurale comme si aucune partie de la paroisse n'était comprise ou n'était située dans un district urbain.

Lorsque le nombre de *guardians* éligibles non frappés d'incapacité pour remplir les fonctions de membres de l'autorité rurale est au-dessous de cinq, le *local government board* peut désigner, pour parfaire ce nombre, telles personnes parmi les propriétaires et les locataires de propriétés, situées dans le district rural et d'une valeur suffisante pour donner à ces propriétaires et locataires la qualité de *guardians* éligibles de l'union : ils auront le droit exclusif d'agir et de voter comme des membres de l'autorité rurale.

Conformément aux dispositions du présent Acte, tous règlements, arrêtés et mesures légales applicables aux conseils de *guardians* leur seront également applicables en leur qualité d'autorité rurale constituée par le présent Acte. Il est entendu par les présentes que l'autorité rurale est un corps semblable à celui des *guardians* de l'union ou de la paroisse pour laquelle ou dans laquelle cette autorité agit.

10. En outre des pouvoirs et droits conférés à l'autorités urbaine et des devoirs et obligations qui lui incombent, ladite autorité urbaine, à l'exclusion de toute autre autorité antérieurement en fonctions, sera pourvue, dans le ressort de son district, de tous pouvoirs, droits, obligations, capacités de l'autorité locale conformément à l'Acte *Bakehouse regulation* et à l'Acte *Artisans and Labourers dwellings*, ou aux actes qui les ont amendés. Dans les districts d'une autorité urbaine, où les actes *Baths and Wash-houses, Labouring classes lodging houses,*

ou l'un d'eux sont en vigueur, cette autorité urbaine aura tous pouvoirs, droits, devoirs, capacités, responsabilités et obligations spécifiés dans ces actes, quand les questions se rattachant auxdits actes et à leur exécution sont du ressort de corporations telles que : conseils, *incorporated commissioners*, *local board*, *improvement commissioners* et autres commissaires, ou personnes agissant en vertu desdits actes ou de l'un d'eux.

Lorsqu'un *local Act* autre que l'acte sur *The conservancy of any river* (1) attribuant à des commissaires, des administrateurs ou à d'autres personnes des pouvoirs semblables ou identique à ceux conférés par le présent Acte est en vigueur dans le district d'une autorité locale, ces pouvoirs, droits, fonctions, qualités, obligations, seront attribues et rattachés à ladite autorité urbainé.

11. En outre des pouvoirs, droits, devoirs, fonctions, facultés et obligations appartenant et attribués à l'autorité rurale, conformément au présent Acte, l'autorité rurale, dans les limites de son district et à l'exclusion de toute autorité établie antérieurement, aura et exercera tous pouvoirs, droits, fonctions et obligations appartenant à l'autorité locale en vertu de l'Acte *Bake house regulation* (2) et des actes qui l'ont amendé.

12. A partir de la promulgation du présent Acte, tout bien réel et personnel, ainsi que tout intérêt, droit, convention concernant des biens réels et personnels qui sont ou seraient détenus à titre de propriété, de possession ou d'usage par le conseil d'un bourg, les *improvement commissioners*, un *local board* agissant comme autorité sanitaire d'un district conformément aux *sanitary acts*, d'un *board of guardians* agissant comme autorité sanitaire rurale d'un district conformément à ces actes, continueront à être et seront à la disposition du conseil

Emploi des fonds par les autorités locales.

(1) Acte sur la conservation ou protection des rivières.
(2) Acte sur les boulangeries.

des *improvement commissioners*, du *local board* ou du *board of guardians*, comme étant l'autorité locle du district, conformément au présent acte ; et l'autorité locale ainsi nantie de ces biens sera responsable des dettes, obligations et engagements pouvant affecter lesdits biens.

Toute dette, toute obligation, tout engagement contractés par une autorité dont les pouvoirs, droits, fonctions, qualités et obligations sont attribués par le présent Acte à une autorité locale, seront exécutés de la même manière qu'au regard de l'autorité contractante.

TROISIÈME PARTIE

DES MESURES SANITAIRES. — DES ÉGOUTS ET DES DRAINS(1).

L'autorité locale aura le contrôle des égouts.

13. Tout égout établi ou à établir dans le district d'une autorité locale, les travaux, constructions et le matériel employé ainsi que tout ce qui concerne les égouts, seront placés sous le contrôle de l'autorité locale.

A l'exception :

1° Des égouts construits par une personne à son profit, ou par une Compagnie au profit de ses actionnaires.

2° Des égouts construits en vertu d'un Acte du parlement et employés dans le but de drainer, d'irriguer ou d'amender la terre ;

3° Des égouts placés sous le contrôle de commissaires des égouts nommés par la Couronne.

Il est entendu que les égouts du district d'une autorité locale construits, à construire ou cédés à une autre autorité locale (*conseil des égouts*), ou autre autorité ayant le droit, par Acte du parlement, de construire des égouts sous réserve des conventions à intervenir, seront placés sous le contrôle de l'autorité qui les aura construits ou à laquelle ils auront été cédés.

(1) *Drains :* voir aux définitions, *ante.*

14. L'autorité locale peut se rendre possesseur ou acquéreur d'un égout de son district, du droit d'en construire, de s'en servir ou de tout droit concernant un égout, avec ou sans constructions, ouvrages, matériel ou choses quelconque ayant rapport aux égouts, appartenant à une personne; et toute personne peut vendre ou donner à l'autorité locale tout égout, droit ou propriété lui appartenant; les fonds d'achat payés par l'autorité conformément au présent article seront soumis à toutes les charges et garanties, s'il y en avait, auxquelles l'égout, le droit ou la propriété vendus étaient soumis.

Pouvoir
d'acquérir
des égouts.

Toute personne qui antérieurement à l'achat d'un égout par l'autorité, s'était acquis le droit d'employer cet égout à son usage, pourra continuer à s'en servir ou à se servir de tout autre qui l'aura remplacé, dans les mêmes conditions qu'il le faisait ou aurait pu le faire si l'achat n'avait pas eu lieu.

15. Les autorités locales devront tenir les égouts en bon état et faire construire ceux qui leur paraîtraient nécessaires pour le drainage effectif de leur district conformément à la présente loi.

Entretien
et construc-
tion des
égouts.

16. L'autorité locale peut faire passer un égout sous une route à péage, une rue ou un lieu destiné à devenir une rue, sous une cave ou cellier situés sous une route pavée ou carrossable, et, après avis notifié par écrit dans les délais raisonnables au propriétaire ou au locataire, faire passer par, à travers ou sous tous terrains du district ainsi qu'il aura paru nécessaire sur le rapport de l'agent voyer (*surveyor*).

Pouvoir
de construire
les égouts.

Elle pourra aussi, conformément aux dispositions du présent Acte concernant les travaux d'égouts situés en dehors du district, se prévaloir au delà des limites de son district des pouvoirs qui lui sont conférés par le présent article, toutes les fois qu'il s'agira de l'écoulement ou de la distribution des matières d'égout.

Les matières d'égout seront purifiées, désinfectées avant d'être menées à la rivière.

17. Le présent acte n'autorise pas l'autorité locale à se servir d'un égout, construit dans le but de mener les matières et les eaux d'égout dans un cours d'eau, canal, pièce d'eau ou lac, jusqu'à ce que ces matières et ces eaux d'égout aient été débarrassées de toute substance excrémentitielle ou insalubre, qui pourrait modifier ou détruire la pureté et la qualité des eaux du cours d'eau, canal, pièce d'eau ou lac.

Modification et suppression d'égouts.

18. L'autorité locale peut, de temps en temps, agrandir, diminuer, détourner, couvrir ou améliorer un égout lui appartenant, boucher ou supprimer un égout qu'elle jugera désormais inutile, à la condition de pourvoir aux besoins de toute personne qui se trouverait privée de l'usage d'un égout supprimé en vertu du présent article ; cette mesure ne pourra être prise qu'à la condition de ne causer aucun préjudice.

Nettoyage des égouts.

19. L'autorité locale devra veiller à ce que les égouts lui appartenant soient construits, couverts, *ventilés*, entretenus, curés et nettoyés de manière à ne jamais nuire aux intérêts d'autrui et à la santé publique.

Carte des égouts.

20. L'autorité locale pourra à son gré faire dresser une carte indiquant le réseau d'égouts établi dans son district : cette carte sera placée au siége de l'autorité locale afin que les *imposés* du district puissent en prendre connaissance.

21. Le propriétaire ou le locataire d'un immeuble dans un district dépendant d'une autorité locale, aura le droit de mener ses conduits se déverser dans les égouts de ladite autorité, à la condition de donner avis de son intention sous telles formes requises par l'autorité, de se conformer aux règlements concernant la façon dont les communications entre conduits et égouts doivent se faire et d'exécuter le travail sous le contrôle de l'agent de l'autorité chargé de ces fonctions.

Toute personne qui ne se conformera pas aux dispositions

ci-dessus, sera passible d'une amende qui n'excédera
pas 20 livres (500 fr.); l'autorité locale pourra fermer
toute communication entre un conduit et un égout amé-
nagé en contravention aux dispositions ci-dessus, et se
faire rembourser par le délinquant les frais occasionnés
par les travaux entrepris en vertu des présentes dispositions.

22. Le propriétaire ou locataire d'un immeuble situé
en dehors du district d'une autorité locale peut faire
communiquer un égout ou un conduit provenant dudit
immeuble, avec un égout appartenant à l'autorité locale,
et cela aux conditions stipulées entre eux : en cas de
désaccord le différend sera vidé par la cour de *summary
jurisdiction* (1) ou par un arbitrage, au choix *du propriétaire* ou *du locataire*.

Usage des égouts par les propriétaires ou locataires d'immeubles situés en dehors du district.

23. Lorsqu'un immeuble du district n'est pas suffisamment pourvu de conduits de façon à assurer le drainage
effectif des eaux, l'autorité locale notifiera par écrit au
propriétaire ou au locataire de l'immeuble d'avoir à
établir, dans un temps donné, un conduit ou des conduits se vidant dans un égout dont cette autorité a le
droit de se servir, et placé à une distance qui n'excédera
pas 100 pieds du lieu où se trouve l'immeuble; si ces conditions faisaient défaut, l'autorité indiquerait un puisard
qui ne serait pas placé sous une habitation. L'autorité
pourra exiger que les conduits soient construits avec
tels matériaux, dimensions, pente et à tel niveau qui
lui sembleront convenables, d'après le rapport de son
agent voyer.

Pouvoir de l'autorité locale de faire faire des conduits dans les immeubles qui n'en sont pas pourvus.

Si l'avis reste sans effet, l'autorité locale procédera aux
travaux à l'expiration des délais stipulés et se fera rembourser les frais par le propriétaire ou les inscrira comme
frais de *private improvement* (améliorations locales).

(1) Voir aux définitions, *ante*.

Lorsque l'autorité locale estimera qu'il serait plus onéreux de mener les conduits de deux ou plusieurs immeubles dans un égout existant conformément au présent article, que d'en construire un dans lequel ceux-ci se déverseraient, elle pourra le construire, et obliger les propriétaires ou les locataires de mener les conduits provenant des immeubles dans cet égout, en leur faisant supporter proportionnellement, selon qu'il lui semblera équitable, les frais de construction dudit égout : les diverses sommes seront recouvrables *in a summary manner* (par voie de procédure ou justice sommaire) ou inscrites comme frais de *private improvement*.

Pouvoir de l'autorité locale de désigner l'égout dans lequel les conduits doivent se décharger.

24. Lorsque les conduits d'une maison située dans le district d'une autorité locale communiquent avec un égout qui, bien que suffisant pour les besoins de cet immeuble, n'est pas approprié au système général d'égouts du district, ou, de l'avis de l'autorité, présente des inconvénients, celle-ci pourra snpprimer les conduits *à la condition* d'y suppléer par d'autres conduits pour les besoins de l'immeuble et de les mener à tel égout qu'elle désignera. Les frais de construction occasionnés par les travaux seront inscrits comme dépenses légales faites en exécution du présent Acte.

Défense sous peine d'amende de bâtir ou rebâtir une habitation sans conduits.

25. Il est interdit de construire ou de reconstruire une habitation dans un district urbain ou d'occuper une habitation nouvellement construite ou reconstruite sans qu'elle ait été pourvue de conduits couverts faits de matériaux, à un niveau et avec la pente indiqués par l'autorité sur le rapport de l'agent voyer : les conduits se déchargeront dans un égout appartenant à l'autorité et situé à une distance n'excédant pas 100 pieds des limites du terrain sur lequel l'habitation a été élevée; si ces conditions ne peuvent être remplies, les conduits seront menés dans un puisard couvert ou tout autre endroit éloigné d'une habitation, ainsi qu'il sera indiqué par l'autorité.

Toute contravention au présent article sera punie d'une amende qui ne pourra excéder 50 livres (1250 fr.)

26. Toute personne qui, sans autorisation écrite de l'autorité urbaine,

1° élève une construction dans le district au-dessus d'un égout appartenant à l'autorité,

2° construit une voûte, un caveau ou un cellier sous une rue ou passage carrossable,

sera passible d'une amende de 125 fr. (5 livres) envers l'autorité, et de 50 fr. (40 shellings) par jour à partir de celui où avis lui aura été signifié par écrit d'avoir à se conformer aux règlements.

L'autorité urbaine pourra modifier, démolir toute construction, voûte, tout caveau, cellier, qui aura été bâti en contravention au présent article, et agir comme elle l'entendra ; les frais seront supportés par le délinquant et perçus *in a summary manner*.

Défense sous
peine
d'amende de
construire
sur
un égout ou
sous une
rue dans les
districts ur-
bains.

Des matières d'égout

27. L'autorité locale peut, dans le but de recueillir, réunir, désinfecter, distribuer les matières d'égout :

1° Bâtir des constructions en deçà et au delà des limites du district, conformément aux dispositions du présent Acte ;

2° Louer, acheter, affecter tous terrains, constructions, machines, matériaux ou appareils ;

3° S'engager à fournir des matières d'égout pendant une période qui ne pourra excéder 25 années et faire tels travaux et dépenses nécessaires à l'exécution de ses engagements.

Pouvoir
de disposer
des
matières d'é-
gout.

Les pouvoirs concédés par le présent article ne devront en aucun cas créer un préjudice quelconque aux intérêts privés ou publics.

28. L'autorité d'un district peut s'entendre avec celle

Pouvoir de
faire commu-
niquer les
égouts
d'un district
avec ceux
d'un district
voisin.

d'un district voisin, sous réserve de l'approbation du *Local Government Board*, pour faire communiquer leurs égouts aux conditions et de la façon dont elles conviendront, sauf à porter leurs différends, s'il venait à s'en produire, devant le *Local Government Board*.

Les eaux de pluie ne devront pas être comprises dans les matières d'égout, ni les matières provenant de districts ou lieux autres que le district qui a conclu la convention.

Pouvoir de disposer des terrains affectés aux matières d'égout

29. L'autorité locale disposera des terrains destinés à recevoir, réunir, désinfecter les matières d'égout, comme elle l'entendra, au mieux de ses intérêts, soit en les affermant avec un bail qui n'excédera pas une période de 21 ans, soit en traitant avec toute personne de l'acquisition des récoltes en totalité ou en partie, soit en gardant la culture et l'exploitation directes de ces terrains.

Les matières d'égout amenées seront employées en totalité et ne devront en aucun cas causer un préjudice quelconque aux intérêts privés ou publics. .

Participation aux dépenses occasionnées par la fourniture des matières d'égout.

30. Lorsque l'autorité locale se sera entendue avec un particulier au sujet de la fourniture de matières d'égout et des travaux que cette fourniture nécessite, elle pourra contribuer aux dépenses faites par ce particulier, devenir actionnaire d'une compagnie avec laquelle elle aura passé un traité, ou avec toute autre à qui les bénéfices et obligations du traité auraient été transférés.

Application des dispositions 27 et 28 Vict. c. 114 aux travaux de distribution des matières d'égout.

31. Les frais occasionnés par la distribution et le service de fourniture des matières d'égout pour les besoins de l'agriculture seront inscrits comme frais d'amélioration de la terre (*an improvement of land*) autorisés par l'acte « *improvement of land* 1864 », et les dispositions dudit Acte leur seront applicables.

Des travaux concernant les égouts situés en dehors
du district

32. L'autorité locale devra, avant de procéder à la construction ou à la prolongation d'un égout situé en dehors du district, en donner avis trois mois d'avance, par la voie d'un ou plusieurs journaux de la localité.

L'avis devra contenir la description du travail projeté, indiquer le parcours et la limite de l'égout, avec le nom des paroisses, la désignation des routes à péage et autres voies de communication et généralement des lieux par lesquels, sous lesquels ou sur lesquels l'égout doit passer ainsi que le lieu où l'on pourra prendre connaissance du plan desdits travaux. Cet avis sera envoyé aux propriétaires, aux propriétaires *supposés*, aux locataires, locataires *supposés*, ou personnes occupant lesdits lieux, aux administrateurs des paroisses, aux inspecteurs des routes (*surveyors of highways*) et à toute personne dont les voies dépendent.

33. Lorsqu'un propriétaire, locataire, occupant, administrateur, *surveyor* ou personne sus-mentionnée, s'oppose aux travaux projetés comme devant lui être préjudiciable, par une protestation écrite adressée à l'autorité locale avant l'expiration du délai de trois mois , ces travaux seront différés jusqu'à ce qu'ils aient obtenu la sanction du *Local Government Board*, qui informera en la manière ci-après décrite.

34. Le *Local Government Board*, sur la demande de l'autorité locale, fera procéder par un inspecteur envoyé sur les lieux, à une enquête portant sur l'utilité des travaux projetés et le bien fondé des protestations auxquelles ils auront donné lieu. Le *Local Government Board*, sur le rapport de l'inspecteur, donnera ou refusera son autorisation, exigera que telles modifications, s'il y a lieu, soient apportées aux travaux projetés, ainsi qu'il le jugera convenable.

Fosses, lieux d'aisances, etc

Peines édictées en cas de construction d'habitations sans fosses d'aisances. Pouvoir de l'autorité d'appliquer les clauses concernant les fosses d'aisances.

35. Il est interdit de construire ou de reconstruire une habitation sans qu'elle soit pourvue d'une manière suffisante(1)de *waterclosets* ou fosses d'aisances clos et couverts.

Toute contravention sera punie d'une amende qui n'excédera pas 20 livres (500 fr.).

36. Lorsque l'autorité apprendra par le rapport de son inspecteur qu'une habitation n'est pas suffisamment pourvue de lieux ou fosses d'aisances clos et couverts, elle notifiera au propriétaire ou locataire, par écrit, d'avoir, dans un temps donné, à en faire installer. Si l'avis restait sans résultat, à l'expiration du délai fixé, l'autorité fera faire les travaux (2), et les dépenses qu'ils auront occasionnées seront recouvrées du propriétaire (3), *in a summary manner* ou inscrites comme dépenses de *private improvement*.

Lorsque des lieux ou fosses d'aisances ont servi et servent aux habitants d'une ou plusieurs habitations, l'autorité locale peut maintenir cet usage et ne pas exiger que chaque habitation en soit séparément munie.

Des *earthclosets*. (fosses à terre).

37. Dans les districts où des ordonnances concernant les fosses d'aisances ont été promulguées, les fosses à terre (*earthclosets*) seront considérées comme étant équivalentes aux fosses à eau (*waterclosets*).

L'autorité peut supprimer de la quantité d'eau à fournir par contrat ou ordonnance à une habitation munie de fosses en terre, celle destinée aux fosses à eau, selon la convention à intervenir entre l'autorité et les parties fournissant ou ayant à fournir l'eau à l'habitation.

(1) Les juges de paix décideront en cas de contestation.

(2) L'autorité doit pouvoir prouver, dans le cas où le propriétaire aurait exécuté quelques travaux, que ces derniers sont insuffisants.

(3) Celui-ci peut faire appel de la décision devant le *Local Government Board.*

L'autorité peut s'engager à fournir la terre ou toute
autre substance désinfectante employée dans le but d'être
utilisée pour une fosse à terre. Le terme *fosse à terre*
comprend ici tout endroit affecté à la réception et à la
désinfection des matières fécales et construit conformément à l'avis de l'autorité.

38. Lorsque l'autorité apprendra, par le rapport de son
agent voyer, qu'un immeuble est ou sera utilisé comme
manufacture ou habitation destinée à recevoir un certain
nombre de personnes des deux sexes, elle peut exiger, si
elle le juge convenable, que le propriétaire ou locataire
dispose un nombre *suffisant* de lieux ou fosses d'aisances
pour l'usage séparé de chaque sexe; cette décision sera
notifiée par écrit, avec la notification du délai accordé
pour les travaux.

Dispositions applica-
bles aux manufac-
tures.

Celui qui négligera ou refusera de se soumettre à ces
prescriptions sera passible d'une amende n'excédant pas
20 livres (500 fr.), et d'une amende n'excédant pas
40 shillings (50 fr.) pour chaque jour de contravention (1).

39. L'autorité urbaine peut mettre à la disposition du
public des urinoirs, fosses à eau et à terre en tel nombre
qu'elle le jugera convenable pour les besoins de la population.

40. Elle veillera à ce que les caniveaux, fosses à eau et
à terre, lieux d'aisances et autres soient construits et entretenus de façon à n'être en aucune façon incommodes
et nuisibles à la santé publique.

41. Sur la réclamation écrite adressée à l'autorité, d'un
particulier déclarant qu'un caniveau, puisard, fosse
d'aisances, qu'une fosse à eau ou à terre du district est
préjudiciable à l'intérêt d'autrui ou à la santé publique,
mais dans ce cas seulement, l'autorité donnera un pouvoir
écrit à son agent voyer ou à son inspecteur, lui enjoi-

Inspection des ca-
niveaux, fos-
ses, etc.,
sur la plainte d'un particulier.

(1) L'amende sera perçue comme il est dit à l'art. 251.

gnant de se rendre sur les lieux, seul ou accompagné, de faire découvrir et inspecter le caniveau, puisard, lieu d'aisances, la fosse à terre ou à eau en question.

Le propriétaire ou le locataire de l'immeuble sera prévenu par écrit 24 heures auparavant, à moins d'urgence, de la visite des agents de l'autorité.

Si les lieux, après inspection, sont reconnus en bon état, ils seront rétablis comme ils l'étaient auparavant et s'il y a eu préjudice, il sera réparé le plus promptement possible. Les frais seront à la charge de l'autorité locale.

S'ils sont au contraire trouvés en mauvais état et paraissent nécessiter des réparations ou changements quelconque, l'autorité en préviendra immédiatement par écrit (1) le propriétaire ou le locataire, lui enjoignant de procéder aux travaux nécessaires dans un délai stipulé. Si les prescriptions n'étaient pas suivies d'effet, la personne à qui elles ont été faites serait passible d'une amende qui n'excédera pas 10 shillings (12^f,50) pour chaque jour de contravention, et l'autorié pourra faire exécuter les travaux et recouvrer les frais du propriétaire *in a summary manner* ou les inscrire en dépenses de *private improvement*.

Enlèvement des boues et nettoyage des rues.

42. L'autorité locale pourra, et sur l'ordre du *Local Government Board* devra s'engager à faire procéder à l'enlèvement des immondices des immeubles, et au curage des fosses à terre, lieux d'aisances, puisards, soit pour l'ensemble, soit pour une partie de son district.

D'autre part l'autorité urbaine, et l'autorité rurale investie par le *Local Government Board* des pouvoirs nécessaires pourront et sur l'ordre du *Board* devront s'enga-

(1) L'ordre de l'autorité est sans appel devant la justice, mais peut l'être devant le *Local Gov. Board*. Voir l'art. 268.

ger à faire *nettoyer convenablement les rues;* elles pourront aussi s'engager à faire *arroser les rues* de l'ensemble ou d'une partie de leur district.

Les matières ainsi recueillies par l'autorité ou le *contractant (contractor,* celui qui aura passé contrat à ce sujet avec l'autorité locale), pourront être vendues ou employées autrement ; les profits réalisés par l'autorité urbaine seront portés comme fonds applicables aux différentes dispositions du présent Acte.

Les profits réalisés de cette manière par l'autorité rurale de tout lieu payant des contributions, seront inscrits comme fonds servant à défrayer les dépenses faites, en vertu du présent article par l'autorité de ce lieu.

Toute personne qui empêchera l'autorité ou le *contractant* d'enlever les matières conformément à cet article, ou l'entravera dans l'accomplissement de cette acte, sera passible pour chaque contravention d'une amende qui n'excédera pas 5 livres (125 fr.).

Il est entendu que le locataire d'un immeuble situé dans le district ne sera pas passible de cet amende lorsqu'il s'agira de matières qui, provenant de sa propriété et destinées à être vendues ou employées à son usage, sont déposées provisoirement, afin d'en éviter l'incommodité.

43. Lorsque l'autorité locale, après s'être engagée à enlever les immondices ou à nettoyer les fosses à terre, lieux d'aisances, puisards, manquera à cet engagement, après *avis par écrit* donné par le locataire d'un immeuble du district la requérant de faire enlever les immondices ou nettoyer les fosses, suivant le cas, dans un délai de *sept jours*, elle sera tenue de payer à ce locataire une amende qui n'excédera pas 5 *shillings* (6 fr. 25) pour chaque jour de retard.

44. Lorsque l'autorité locale ne s'engagera pas ellemême à faire procéder au nettoiement des chaussées,

des immeubles, à l'enlèvement des immondices, et au curage des fosses à terre, lieux d'aisances, puisards, elle pourra faire des *ordonnances* imposant ces charges à tout locataire d'immeuble aux époques qu'elle jugera convenables.

L'autorité urbaine pourra aussi faire des *ordonnances* pour défendre les amoncellements de neige, d'ordures, de poussière, de cendres et de décombres, et pour interdire de garder dans les dépendances des immeubles des animaux dont la présence pourrait être judiciable à la santé publique.

Pouvoir d'établir des décharges publiques pour les décombres.

45. L'autorité urbaine pourra, à son gré, établir dans des endroits convenables des décharges publiques où seront déposées temporairement la poussière, les cendres et les décombres. Elle pourra aussi pourvoir à l'établissement de constructions pour le dépôt des matières recueillies en exécution du présent Acte.

Immeubles qui doivent être désinfectés sur le certificat du *medical officer* ou de deux praticiens.

46. Lorsque, sur le certificat du *medical officer* ou de deux médecins, l'autorité locale jugera qu'une habitation est entièrement ou en partie dans un tel état de malpropreté ou d'insalubrité qu'elle met en danger la santé publique, ou que le badigeonnage, le nettoyage, ou la désinfection serait de nature à prévenir l'éclosion ou à arrêter la propagation de maladies contagieuses, elle avisera par écrit le propriétaire ou le locataire de cet immeuble d'avoir à faire, suivant le cas, l'une ou l'autre de ces réparations.

Si l'avis demeure sans effet, après le délai fixé, la personne sera passible d'une amende qui n'excédera pas 10 shillings 12 fr. 50 pour chaque jour de contravention (1).

Peine encourue par suite de négligence à exécuter certains arrêtés de l'autorité.

Et l'autorité locale pourra, à son gré, faire exécuter les travaux sus-mentionnés et se faire rembourser les frais par le délinquant *in a summary manner*.

47. Toute personne qui, dans un district urbain,

(1) Voir page 48.

1° Aura chez elle un porc ou une étable à porcs pouvant nuire à la santé publique ;

2° Laissera des eaux de ménage ou des eaux impures séjourner dans un cellier, ou aux environs d'un immeuble 24 heures après avoir reçu par écrit de l'autorité l'ordre de les enlever ;

3° Permettra que le contenu d'une fosse à terre, de lieux d'aisances, ou d'un puisard déborde ou se répande au dehors ;

Sera, pour chacune de ces contraventions, passible d'une amende qui n'excédera pas 40 shillings (50 fr.), et de plus, d'une amende qui ne dépassera pas 5 shillings (6 fr. 25) pour chaque jour de contravention.

Et l'autorité urbaine prendra les mesures pour faire cesser toute infraction de ce genre, et pourra se faire rembourser les frais par le délinquant *in a summary manner*.

Curage des fossés

48. Lorsqu'un canal ou un fossé servant de séparation entre le district d'une autorité locale et un district voisin, peut, par son état de malpropreté et d'insalubrité, incommoder le district de cette autorité, le magistrat compétent de ce district, sur la demande de l'autorité, pourra citer devant une *court of summary jurisdiction* l'autorité locale du district voisin afin qu'elle fasse connaître les raisons qui seraient de nature à empêcher la cour d'ordonner le curage du canal ou du fossé sus-mentionnés, ainsi que l'exécution des travaux de construction jugés nécessaires.

La cour, après audition des parties, ou d'une partie (*ex parte*) au cas où l'une d'elles ferait défaut, pourra par une ordonnance décréter l'exécution des travaux, désigner les personnes qui devront les entreprendre, celles qui devront en supporter les frais, et fixer le montant

Mesure concernant le curage des fossés malsains servant de séparation entre deux districts

des dépenses, ainsi que le temps et mode de payement.

Enlèvement du fumier sur l'ordre de l'inspecteur de la salubrité.

49. Lorsque dans un district urbain l'inspecteur de la salubrité jugera qu'un amas de fumier, d'engrais, d'ordures ou autres matières nuisibles à la santé publique, doit être enlevé, il avisera le propriétaire ou le locataire .de l'immeuble où ces matières se trouvent, d'avoir à les faire disparaître. Si l'avis reste pendant 24 heures sans effet, les matières susmentionnées seront confisquées et vendues ou employées par l'autorité urbaine, et le produit servira à payer les frais faits par l'autorité en exécution du présent article; le surplus (s'il y en a) sera payé, sur sa demande, au propriétaire.

Lorsque les frais faits par l'autorité urbaine pour l'enlèvement des dites matières, n'auront pas été couverts par la vente, ils seront supportés par celui à qui elles appartiennent et qui les aura ainsi accumulées, ou par le locataire ou le propriétaire de l'immeuble (s'il n'y a pas de locataire), et seront perçus par l'autorité urbaine *in a summary manner*.

Enlèvement périodique du fumier des écuries et autres lieux.

50. L'autorité urbaine pourra publier un avis (par voie d'affiches apposées dans le district ou par toute autre voie) concernant l'enlèvement périodique du fumier ou autres immondices des écuries ou autres lieux.

Cet avis donné, tout particulier qui négligera de faire enlever le fumier ou autres immondices qui lui appartiennent, et qui continuera de les accumuler, ou cessera de les faire enlever aux époques périodiques fixées par l'autorité locale, sera passible, sans autre notification, d'une amende qui n'excédera pas 20 shillings (25 fr.) par jour pour chaque jour de contravention.

Fourniture d'eau

Pouvoir de fournir les eaux à un district.

51. L'autorité urbaine pourra approvisionner d'eau l'ensemble ou une partie de son district ; l'autorité rurale

pourra fournir à son district ou à une partie de celui-ci, moyennant rétribution, la provision d'eau nécessaire aux besoins publics et particuliers.

A cet effet elle pourra :

1° Construire et entretenir des ouvrages hydrauliques, creuser des puits et faire tous les autres travaux nécessaires ;

2° Prendre à bail, louer (avec la sanction du *Local Government Board*), acheter des ouvrages hydrauliques, le droit de transporter l'eau soit au dedans soit au dehors de son district, ainsi que les droits, pouvoirs et privilèges de toute compagnie d'eau ;

3° S'engager avec tout particulier pour la fourniture des eaux.

52. Avant de commencer la construction d'ouvrages hydrauliques sur le territoire d'une compagnie d'eau autorisée par un acte du parlement ou un pouvoir confirmé par celui-ci, l'autorité locale donnera avis par écrit à cette compagnie de son intention, en lui faisant connaître pour quels usages et (autant que faire se pourra) dans quelle mesure elle requiert les eaux.

Disposition relative à la construction d'ouvrages hydrauliques, par l'autorité locale.

Il sera interdit à l'autorité locale de construire aucun ouvrage hydraulique sur le territoire d'une compagnie pendant tout le temps que cette compagnie pourra et désirera fournir la quantité d'eau suffisante aux usages que veut en faire l'autorité.

53. Deux mois au moins avant de commencer, en exécution du présent Acte, la construction d'un réservoir, (autre qu'un réservoir de service ou bassin qui ne doit pas contenir plus de *cent mille galons*) (1), l'autorité locale donnera avis de l'ouvrage projeté dans un ou plusieurs des journaux en circulation dans le district où le réservoir doit être établi.

Mesure relative à la construction des réservoirs.

(1) 4,543 hectolitres 45 centil. 80 : le gallon vaut 4 litres 543,459.

Lorsqu'un particulier se trouvant lésé par les travaux susdits, s'y opposera et en avertira par écrit l'autorité locale dans le délai fixé, les travaux ne devront pas être commencés sans la sanction du *Local Government Board* à la suite de l'enquête ci-après mentionnée. Le *Local Government Board* sur la demande de l'autorité locale, fera procéder par un inspecteur envoyé sur les lieux à une enquête portant sur l'utilité des travaux projetés et sur le bien fondé des protestations auxquelles ils auront donné lieu. Le *Local Government Board*, sur le rapport de l'inspecteur, donnera ou refusera son autorisation, exigera que des modifications, qu'il jugera nécessaires, soient apportées au projet primitif.

Pouvoir d'établir des conduits d'eau.

54. Lorsque l'autorité locale fournira l'eau dans son district, elle aura les mêmes pouvoirs et sera soumise aux mêmes restrictions pour l'établissement des conduits d'eau au dedans ou au dehors de son district, que pour l'établissement des égouts.

Mesure concernant la fourniture d'eau.

55. L'autorité devra toujours conserver dans les réservoirs achetés ou construits par elle une certaine provision d'eau potable en réserve.

Lorsque l'autorité établira des conduits pour l'usage des habitants de son district, la pression devra toujours être suffisante pour que l'eau puisse atteindre le dernier étage de l'immeuble le plus élevé du district.

Pouvoir d'établir des taxes et des impôts d'eau.

56. Lorsque l'autorité locale fournira l'eau à un immeuble, elle pourra en retour imposer à cet immeuble une taxe d'eau à établir sur la valeur annuelle nette de l'immeuble, vérifiée conformément aux mesures prescrites par le présent Acte, concernant les impositions générales des districts. Elle pourra aussi s'entendre avec des particuliers pour leur fournir l'eau aux conditions stipulées de part et d'autre, et elle aura vis à vis de ces derniers les mêmes droits au sujet du recouvrement de l'impôt d'eau que pour la perception des taxes d'eau.

57. Dans le but de permettre aux autorités locales de fournir les eaux, le « *Waterworks clauses Act*, 1863, » etles dispositions suivantes du « *Waterworks clauses Act*, 1847, » seront considérés comme faisant partie intégrante du présent Acte en ce qui concerne :

« L'ouverture de tranchées dans les rues pour y établir des conduits » (lorsque l'autorité locale n'a pas le contrôle des rues);« l'établissement par les entrepreneurs de conduits de communication.

« L'établissement par les particuliers de conduits de communication.

« Le gaspillage ou le mauvais emploi de l'eau fournie par des entrepreneurs.

« Les mesures à prendre contre la contamination de l'eau fournie par des entrepreneurs.

« Le payement et le recouvrement des taxes d'eau. »

Il est entendu :

Que les mesures relatives à l'établissement par des entrepreneurs et des particuliers de conduits de communication, ne s'appliqueront qu'aux districts ou aux parties de districts où l'autorité locale établira des conduits pour fournir l'eau aux particuliers ;

Que toute contestation qui, en vertu des dispositions incorporées dans le présent Acte peut être portée devant un inspecteur ou deux juges de paix, sera vidée par une *court of summary jurisdiction;*

Que l'article 44 du *Waterworks clauses Act*, 1847, aura pour l'application du présent Acte le même effet que si les mots « avec le consentement par écrit du propriétaire, du propriétaire supposé ou de l'agent du propriétaire de l'immeuble », n'y figuraient pas, et que tout impôt payé par un locataire, en vertu de cet article pour conduits d'eau et matériel, pourra être déduit par lui du loyer payé au propriétaire.

Pouvoir de
fournir l'eau
à la
mesure.

58. L'autorité locale pourra s'entendre avec tout particulier pour lui fournir l'eau à la mesure, et convenir avec lui des conditions de payement à faire sous forme d'abonnement ou autre;

Elle devra en tout temps et à ses frais tenir les compteurs et autres instruments de mesure en état d'enregistrer exactement la fourniture d'eau, à défaut de quoi le particulier ne sera pas tenu de payer de redevance pour le temps de la contravention.

A cet effet l'autorité pourra à toute heure raisonnable visiter, enlever, éprouver et remplacer tout compteur ou autre instrument de mesure.

59. Lorsque l'eau est fournie à la mesure par l'autorité locale, le registre du compteur ou autre instrument sera *primâ facie*, la preuve de la quantité employée.

En cas de désaccord, le différend sera vidé sur la demande de l'une ou l'autre partie par une *court of summary jurisdiction*. Celle-ci pourra décider, et cela sans appel, quelle partie doit acquitter les frais.

Amende pour
la détério-
ration des
conduits.

60. Toute personne qui de propos délibéré ou par négligence, détériorera, ou laissera détériorer un compteur appartenant à l'autorité, altérera frauduleusement l'index de cet instrument, empêchera ce compteur d'enregistrer la quantité d'eau consommée, on soustraira frauduleusement de l'eau à l'autorité, sera passible (sans préjudice des frais de réparation) d'une amende qui n'excédera par 40 shillings (50 fr.), et du montant des dommages éprouvés par l'autorité. Toute modification faite aux appareils par le consommateur de nature à produire ces résultats, sera réputée frauduleuse.

Pouvoir
de fournir
l'eau
à l'autorité
locale du
district
voisin.

61. L'autorité locale, pendant le temps qu'elle fournira les eaux à son district, pourra, sous réserve de l'approbation du *Local Government Board*, s'entendre avec l'autorité du district voisin à l'effet d'approvisionner d'eau cette dernière aux conditions débattues entre elles, sauf,

en cas de désaccord, à faire vider le différend par un arbitrage, conformément aux dispositions du présent Acte.

62. Lorsque l'autorité locale, sur le rapport de son inspecteur, jugera qu'un immeuble de son district n'est pas suffisamment pourvu d'eau et que la fourniture de celle-ci n'excéderait pas la taxe d'eau autorisée par un acte local en vigueur dans le district, ou le taux de 2 pence (20°) par semaine ou tel taux fixé par le *Local Government Board:* sur la demande de cette autorité, elle notifiera par écrit au propriétaire d'avoir dans un temps donné à se procurer la fourniture sus-mentionnée, et à faire les travaux nécessaires à cet effet.

Si l'avis reste sans effet, l'autorité pourra à son gré entreprendre les travaux et fournir l'eau, et à cet effet s'entendre avec toute compagnie d'eau de son district; une taxe d'eau pourra être imposée à l'immeuble par l'autorité ou la Compagnie et sera recouvrable comme si le propriétaire ou le locataire avait demandé la fourniture et consentait à la payer; les dépenses faites par l'autorité seront recouvrées *in a summary manner* ou inscrites comme dépenses de *private improvement*.

63. Toute compagnie d'eau pourra s'engager à fournir l'eau à une autorité locale, ou pourra lui affermer ses ouvrages hydrauliques. Les directeurs de toute compagnie enregistrée conformément au *Compagnies Act*, 1862 (Acte sur les compagnies), en vertu d'une décision spéciale des membres prise conformément au présent Acte, et les directeurs de toute autre Compagnie en vertu d'une décision approuvée par les trois quarts des membres présents ou représentés à l'assemblée convoquée à cet effet, pourront vendre et transférer à une autorité locale, aux conditions stipulées de part et d'autre, tous les droits, pouvoirs et privilèges sur les ouvrages hydrauliques, immeubles et autres propriétés de la Compagnie. Il est

entendu que l'autorité locale sera soumise aux engagements qui liaient la Compagnie.

64. L'autorité locale aura le contrôle des citernes, pompes, puits, réservoirs, conduits, aqueducs et autres ouvrages publics destinés à fournir gratuitement l'eau aux habitants du district ; elle pourra conserver et approvisionner abondamment lesdits ouvrages d'une eau pure et potable, et faire de même pour les autres ouvrages du même genre également utiles, ou bien les remplacer ; elle pourra aussi (conformément au présent Acte) construire tout ouvrage destiné à fournir gratuitement l'eau aux habitants qui préfèrent s'alimenter ainsi. Il est entendu que cette eau doit servir aux usages domestiques et non être vendue.

65. L'autorité locale pourra, à son gré, fournir aux bains publics et aux lavoirs, ainsi que pour un but de commerce ou de fabrication, aux conditions débattues entre elle et les parties contractantes, les eaux venant des ouvrages hydrauliques achetés ou construits par elle.

Elle pourra en outre construire, si elle le juge à propos, tout ouvrage pour la fourniture gratuite des bains publics ou des lavoirs, non établis dans un intérêt particulier, ou entretenus avec la taxe des pauvres ou le revenu d'un bourg.

66. L'autorité urbaine devra établir et entretenir les bouches d'eau, le matériel et les ouvrages nécessaires à la fourniture de l'eau en cas d'incendie, et elle pourra à cet effet s'entendre avec toute Compagnie ou tout particulier.

Elle devra indiquer au moyen d'affiches publiques les endroits où ces bouches d'eau se trouvent placées.

67. Dans les districts de Cambridge et d'Oxford, l'autorité locale pourra fournir l'eau aux salles, collèges, immeubles des universités de ces districts, aux conditions débattues entre elle et les parties contractantes.

Mesures pour la préservation de l'eau.

68. Tout particulier engagé dans la fabrication du gaz qui :

1° Introduira ou laissera introduire ou couler dans un canal, un réservoir, un aqueduc, un bassin ou un autre lieu destiné à l'eau, ou dans un conduit communiquant avec ce lieu, les eaux de lavage ou autres substances, provenant de la fabrication ou de la fourniture du gaz ;

2° Se livrera volontairement à des opérations ayant trait à la fabrication ou la fourniture du gaz et de nature à contaminer l'eau des endroits sus-mentionnés,

Sera, pour chacune de ces infractions, passible d'une amende de 200 livres (5000 fr.), et, après le délai de 24 heures fixé par l'autorité ou *le propriétaire des eaux contaminées*, d'une autre amende de 20 livres (500 fr.) par jour, pour chaque jour de contravention.

Cette amende sera recouvrable, avec tous les frais de poursuite, devant l'une des cours supérieures, par l'autorité locale dans le cas où les eaux lui appartiendraient ou seraient sous son contrôle ; dans tout autre cas, par le propriétaire des eaux contaminées, ou, à son défaut, par l'autorité qui l'avisera de son intention de poursuivre ; toutefois cette amende ne pourra être recouvrée que si la poursuite a lieu pendant la durée de l'infraction ou dans les six mois qui suivront.

69. L'autorité locale pourra, sous réserve de l'approbation de *l'attorney general*, soit en son nom, soit au nom d'un particulier, mais avec le consentement de ce dernier, prendre en procédant soit par acte d'accusation, soit par acte de chancellerie, de poursuite ou autrement, toutes les mesures qu'elle jugera nécessaires pour protéger les canaux placés sous sa juridiction contre la contamination de l'eau par les immondices venant des égouts situés au dedans ou au dehors de son district. Les dépenses pour

l'exécution de ces mesures, y compris les frais qui pourront être imposés au défendeur, seront inscrites comme dépenses faites par l'autorité en exécution de la présente loi.

Pouvoir
de fermer les
puits
contaminés.70. Sur l'avis par toute personne que dans le district l'eau d'un puits, d'un bassin ou d'une citerne publics ou particuliers, ou entretenus par une pompe publique, et employés ou pouvant l'être, pour les usages domestiques ou comme boisson, est contaminée et par suite nuisible à la santé publique, l'autorité locale pourra demander à une *court of summary jurisdiction* de remédier à cet état de choses.

Cette cour devra alors envoyer une sommation au propriétaire ou locataire de l'immeuble auquel appartient le puits, le bassin ou la citerne, s'il s'agit d'un puits ou bassin particulier, et, s'il s'agit d'un puits ou bassin public, à la personne considérée comme interressée à l'application de la mesure;

La cour pourra en différer l'exécution ou bien faire une ordonnance enjoignant de fermer temporairement ou d'une façon permanente ce puits, ce bassin, cette citerne ou pompe, ou de n'en employer l'eau que pour certains usages; elle pourra aussi ordonner telle autre mesure qui lui paraîtra nécessaire pour sauvegarder la santé publique.

La cour pourra, à son gré, faire faire une analyse de l'eau incriminée aux frais de l'autorité locale qui aura recouru à elle en vertu du présent article.

Lorsque le particulier qui recevra un tel ordre, négligera de s'y conformer, la cour pourra, sur sa demande, permettre à l'autorité locale de faire exécuter cet ordre, et les frais pourront être recouvrés *in a summary manner*, du particulier auquel l'ordre a été donné.

Les dépenses faites par l'autorité rurale en exécution du présent article, et non recouvrées par elle, de la manière ci-dessus indiquée, seront considérées comme des *special expenses* (dépenses extraordinaires).

Ordonnance concernant les sous-sols et les logements garnis

71. Il est interdit de louer, d'occuper ou de laisser occuper comme lieu d'habitation aucun sous-sol ; cette expression, dans le présent Acte, comprend les caves ou salles souterraines construites ou reconstruites après la promulgation du présent Acte, ou non louées ni occupées à cette époque.

Défense d'occuper des sous-sols.

72. Il est interdit de louer, d'occuper ou de laisser occuper, pour servir d'habitation, un sous-sol, à moins qu'il ne remplisse les conditions suivantes :

Qu'il n'ait au moins sept pieds de hauteur du parquet au plafond, et au moins trois pieds au-dessus du niveau de la rue ou du terrain attenant ;

Les sous-sols existants pourront être loués ou occupés sous certaines conditions.

Qu'en dehors et le long de la façade, on n'y ait ménagé une aire de deux pieds et six pouces au moins, à six pouces au-dessous du parquet de niveau avec la rue ou le terrain attenant ;

Qu'il ne soit desservi par un caniveau dont la partie la plus élevée sera à un pied au moins au-dessous du niveau du parquet ;

Qu'il ne soit pourvu d'une fosse à eau, ou à terre, ou de lieux d'aisances suffisamment clos, conformément aux dispositions du présent Acte.

Qu'il n'ait un foyer avec une cheminée ou prise d'air suffisante, et une fenêtre extérieure d'au moins neuf pieds de superficie non compris le châssis, et d'une ouverture approuvée par le *surveyor* (excepté s'il s'agit d'un arrière-sous-sol loué ou occupé conjointement avec un sous-sol sur le devant faisant partie du même logement, auquel cas la fenêtre extérieure pourra avoir d'autres dimensions, qui ne doivent pas être inférieures à quatre pieds, non compris le châssis).

Il est entendu qu'il pourra y avoir dans tout terrain attenant à un sous-sol des marches pour y pénétrer, pourvu que celles-ci ne soient placées ni au-dessus, ni en travers, ni vis-à-vis de la fenêtre, et qu'entre ces marches et le mur extérieur il se trouve partout un espace de six pouces au moins.

73. Tout particulier qui louera, occupera, ou sciemment laissera occuper moyennant loyer un sous-sol contrairement aux dispositions du présent Acte, sera passible, pour chacune de ces infractions, d'une amende qui ne dépassera pas 20 shillings (25 fr.) par jour pour chaque jour de contravention.

74. Tout sous-sol dans lequel une personne passera la nuit, sera en vertu du présent Acte considéré comme occupé à titre de lieu d'habitation.

75. Lorsque deux contraventions aux dispositions de tout acte relatif à l'occupation d'un sous-sol auront été commises dans un espace de trois mois (que le contrevenant soit le même ou non dans les deux cas), une *court of summary jurisdiction* pourr aordonner la fermeture de l'immeuble occupé, pour le temps qu'elle jugera nécessaire, ou accorder à l'autorité locale le pouvoir de le fermer d'une façon permanente, et de payer les dépenses faites par ladite autorité en exécution du présent article.

Logements garnis.

76. L'autorité locale devra posséder un registre sur lequel seront inscrits les noms et demeures des loueurs en garni de son district, les lieux où sont situées les maisons de ce genre, et le nombre de locataires pouvant y être reçus, fixé par elle en vertu du présent Acte. La

copie de toute mention constatant une entrée inscrite sur ce registre, certifiée par l'employé de l'autorité locale comme conforme à l'original, sera reçue devant toutes les cours et en toutes occasions, comme un témoignage et une preuve suffisante, et sans qu'il soit besoin de produire le registre ou aucun autre document établissant l'entrée sus dite. Cette copie sera délivrée gratuitement par l'employé à toute personne qui en fera la demande.

77. Il est interdit de tenir un garni, ou d'y recevoir un locataire, à moins que la maison ne soit enregistrée conformément aux dispositions du présent Acte, et que le nom du loueur ne soit inscrit sur le registre ci-dessus prescrit.

Tous les garnis devront être enregistrés et tenus par des personnes inscrites sur le registre ad hoc.

Il est entendu qu'en cas de décès du loueur, sa veuve ou un autre membre de sa famille ne pourra conserver la maison comme maison garnie plus de quatre semaines sans se faire inscrire comme propriétaire de cette maison.

78. Aucune maison ne sera inscrite comme maison garnie sans avoir été visitée et approuvée à cet effet par un agent (*officer*) de l'autorité locale ; celle-ci pourra refuser d'inscrire comme loueur en garni, tout particulier qui ne lui produira pas un certificat de bonnes mœurs conçu dans la forme exigée par elle, signé par trois des propriétaires de la paroisse payant chacun l'imposition pour l'assistance des pauvres de la paroisse et possesseurs d'un immeuble d'une valeur annuelle de 6 livres, (150 fr.) ou plus.

Pouvoir de l'autorité de refuser d'inscrire une maison garnie.

79. Le loueur d'une maison garnie devra, sur la notification par écrit de l'autorité, afficher, en un endroit en évidence, à l'extérieur de la maison, un avis facile à lire portant ces mots « Maison garnie enregistrée (1). »

Mention de l'enregistrement doit être affichée sur la maison.

Tout refus ou toute négligence de se conformer à la

____

(1) *Registered*, inscrite sur le registre.

notification de l'autorité locale, sera passible d'une amende qui n'excédera pas 5 livres, et d'une autre amende de 10 shillings par jour pour chaque jour de contravention.

Ordonnances que l'autorité doit faire.

80. L'autorité locale devra de temps à autre faire des ordonnances :

1. Pour fixer, et de temps à autre varier le nombre des locataires qui pourront être reçus daus une maison louée en garni, et pour prescrire la séparation des sexes ;

2. Pour prescrire la propreté et la ventilation dans les maisons de ce genre ;

3. Pour les avis à donner et les précautions à prendre dans le cas de maladies contagieuses ;

4. Et pour le maintien de l'ordre dans ces maisons.

81. Lorsque l'autorité locale jugera qu'une maison louée en garni n'a pas la provision d'eau nécessaire aux besoins des locataires, et que cette fourniture pourrait être faite à un taux raisonnable, elle pourra notifier par écrit au propriétaire ou au gérant de cette maison d'avoir, dans un délai fixé, à obtenir cette fourniture, et à faire à cet effet tous les travaux nécessaires. Si l'avis reste sans effet, l'autorité locale pourra effacer cette maison du registre jusqu'à ce que satisfaction lui ait été donnée.

Blanchissage à la chaux des maisons louées en garni.

82. Le loueur d'une maison garnie devra, conformément à l'avis de l'autorité locale, blanchir à la chaux les murs et les plafonds de cette maison dans la première semaine des mois d'avril et d'octobre de chaque année ; en cas de contravention, il sera passible d'une amende qui ne dépassera pas 40 shillings (50 fr.).

L'autorité pourra ordonner que des rapports lui soient faits par les loueurs en garni.

83. Le loueur d'une maison garnie dans laquelle des mendiants et des vagabonds sont reçus devra de temps à autre, sur la réquisition écrite de l'autorité locale, faire un rapport à cette autorité ou à son agent, sur les personnes qui auront été admises dans sa maison pendant la

journée ou la nuit précédentes; à cet effet, des *formules*
imprimées seront remises par l'autorité audit loueur,
qui devra les remplir et les transmettre à l'autorité.

84. Lorsqu'un locataire d'une maison louée en garni
sera atteint de fièvre ou d'une maladie contagieuse, le
loueur de cette maison devra en avertir immédiatement
le *medical officier* de l'autorité locale, et le *poor law
relieving officer* (agent *suppléant* pour la loi des pauvres)
de l'union ou paroisse dans laquelle est située la maison
garnie.

85. Le loueur d'une maison garnie, ainsi que toute
autre personne intéressée dans l'administration de celle-
ci, devront en tout temps, sur la requisition d'un agent,
(*officer*) de l'autorité locale, lui permettre l'accès de cette
maison ou d'une partie de ladite maison. Toute contravention à cet article sera passible d'une amende, qui
n'excédera pas 5 livres (125 fr.)

86. Tout loueur en garni qui :

Recevra un locataire sans l'inscrire conformément au
présent Acte, ou qui négligera de faire son rapport sur
les personnes qui fréquentent sa maison, après avoir reçu
dans ce but de l'autorité locale des formules conformément au présent Acte, ou qui négligera d'informer l'autorité lorsqu'une personne de sa maison sera alitée par
suite de fièvre ou de maladie contagieuse,

Sera passible d'une amende qui n'excédera pas 5 livres,
et en cas de récidive, d'une autre amende qui ne dépassera pas 40 shillings (50 fr.) par jour, pour chaque jour
de contravention.

87. Dans toute poursuite en vertu du présent Acte sur
les maisons garnies, lorsque les habitants d'une maison
de ce genre ou d'une partie d'elle, allégueront qu'ils sont
membres de la même famille, l'obligation de faire la
preuve de cette allégation sera à leur charge.

88. Lorsqu'un loueur en garni sera coupable d'une troi-

sième contravention à l'un des articles du présent Acte, la cour qui aura à juger en cette matière pourra, à son gré, décider que le délinquant sera incapable de tenir une maison garnie avant le délai de cinq ans, sans en demander au préalable par écrit l'autorisation à l'autorité locale, qui pourra la lui refuser ou la lui accorder dans les termes et aux conditions qu'elle jugera convenables.

Définition des mots Maison garnie.

89. Pour tout ce qui concerne le présent Acte, l'expression « Maison garnie » désignera, au cas où une partie seulement serait louée en garni, la partie affectée à cet usage.

Ordonnances concernant les maisons meublées.

Le *Local Government Board* pourra autoriser l'autorité locale à faire des ordonnances sur les maisons meublées.

90. Le *Local Government Board* pourra, à son gré, par un avis inséré dans la *London Gazette*, déclarer que le présent Acte a force exécutoire dans le district d'une autorité locale quelconque, et dès la publication de l'avis sus-mentionné, l'autorité locale aura le pouvoir de faire des ordonnances sur les matières suivantes :

1° Fixation (avec modification du chiffre de temps à autre), du nombre de personnes qui pourront occuper une maison meublée ou la partie de celle-ci qui est ainsi louée ou occupée par les membres de plus d'une famille, et pour prescrire la séparation des personnes de sexe différent dans ces maisons ;

2° Enregistrement de ces maisons ;

3° Inspection desdites maisons ;

4° Écoulement des eaux et autres mesures d'aménagement particulier de propreté et de ventilation ;

5° Nettoyage desdites maisons et blanchissage à la chaux aux époques fixées; pavage des cours :

6° Avis à donner et mesures à prendre en cas de maladies contagieuses.

Le présent article ne s'appliquera pas aux garnis ordinaires.

Des causes d'insalubrité.

91. Pour tout ce qui concerne les dispositions du présent Acte :

Énumération
des causes
d'insalubrité.

1. Tout immeuble dans un état pouvant nuire à la santé publique;

2. Toute fosse, gouttière, fosse à terre, tout canal, lieu d'aisances, urinoir, égout, pouvant, par son état de malpropreté, nuire a la santé publique ;

3. Tout animal gardé dans des conditions capables de nuire à la santé publique ;

4. Toute accumulation ou dépôt nuisible à la santé publique :

5. Toute maison ou partie de maison pouvant par suite du nombre de personnes qui l'habitent être un danger pour la santé des locataires (que ceux-ci soient ou non de la même famille);

6. Toute manufacture, tout atelier ou chantier (non compris déjà dans l'Acte général sur les manufactures et les boulangeries) qui ne seront pas tenus en état de propreté, ou qui seront insuffisamment ventilés pour rendre inoffensifs, autant que possible, tous gaz, vapeurs, poussières ou autres impuretés, produits par les travaux ;

Toute manufacture ou atelier pouvant, par suite du trop grand nombre de personnes s'y trouvant pendant le cours des travaux, être un danger pour la santé de ceux qui y sont employés ;

7. Tout foyer ou fourneau qui ne consume pas autant que faire se peut la fumée venant du combustible employé pour faire marcher les machines à vapeur, dans un moulin, une manufacture, un atelier de teinture, une

brasserie, boulangerie, usine à gaz, ou autre atelier quelconque ou fabrique ;

Enfin toute cheminée (sauf la cheminée d'une habitation particulière) laissant échapper de la fumée noire en quantité suffisante pour nuire à la santé publique : seront considérés comme causes d'insalubrité et tomberont sous l'application des articles du dit présent Acte.

Il est entendu :

Premièrement : qu'aucun particulier ne sera passible d'amende pour toute accumulation ou dépôt nécessaire à son commerce ou à son industrie, lorsqu'il sera prouvé, conformément à la décision de la cour, que cette accumulation ou ce dépôt n'a pas été conservé plus longtemps qu'il n'était nécessaire pour les besoins dudit commerce ou de ladite industrie, et que toutes les mesures reconnues les meilleures ont été prises pour éviter de nuire à la santé publique ;

Deuxièmement : que, lorsqu'un particulier sera cité devant une cour quelconque, au sujet d'un foyer ou fourneau qui, ne consumant pas la fumée produite par le combustible, peut être contraire à la salubrité publique, la cour considérera qu'aux termes du présent Acte il n'y a pas matière à contravention, lorsqu'il sera prouvé que ledit foyer ou fourneau est construit de manière à consumer, autant que le permet le genre d'industrie ou de commerce, toute la fumée qu'il produit, et que la personne chargée de ce foyer ou fourneau n'est coupable d'aucune négligence.

92. Il sera du devoir de l'autorité locale de faire passer de temps à autre une inspection du district dans le but de relever toute cause d'insalubrité et d'en réclamer la cessation en vertu du présent Acte; de faire exécuter les dispositions du présent Acte à cet effet, ainsi que celles de tout autre acte en vigueur dans le district prescrivant

l'emploi de foyers et de fourneaux qui consument leur propre fumée.

93. Avis concernant ce qui, en vertu du présent Acte, est contraire à la salubrité publique dans le district d'une autorité locale, pourra être donné à cette autorité par toute personne incommodée par un tel état de choses, ou par deux habitants propriétaires dans le district, ou par tout agent (*officer*) de l'autorité, ou par l'agent suppléant (*relieving officer*), ou par tout agent ou officier de police du district.

94. L'autorité locale informée de l'existence de causes d'insalubrité devra (si réellement l'existence en est prouvée) envoyer un avis à la personne qui, par ses actes, sa négligence ou sa tolérance, cause ou entretient cet état d'insalubrité, et si cette personne ne peut être trouvée, au propriétaire ou au locataire de l'immeuble où existe l'insalubrité, le requérant de faire cesser cet état de choses dans le délai mentionné sur l'avis, et de prendre toutes les mesures nécessaires à cet effet.

Il est entendu que ;

Premièrement : lorsqu'un tel état de choses sera le résultat d'une construction défectueuse ou d'un vice d'aménagement, ou lorsqu'il n'y aura pas de locataire de l'immeuble, c'est au propriétaire de cet immeuble que sera notifié l'avis mentionné par le présent article ;

Deuxièmement : lorsque la personne du fait de qui provient l'état d'insalubrité ne pourra être trouvée, et qu'il sera de toute évidence que l'insalubrité n'est pas le résultat des actes, de la négligence ou de la tolérance du propriétaire ou du locataire de l'immeuble, l'autorité locale pourra prendra elle-même les mesures nécessaires sans autre formalité.

95. Si l'avis reste sans effet, ou si l'état de choses contraire à la santé publique, quoique amélioré à la suite de l'avertissement donné, semble, conformément à l'opinion

des autorités locales, devoir reparaître dans le même immeuble, l'autorité locale devra déposer une plainte à cet effet devant un juge de paix qui enverra à la personne à qui l'avis a été donné une sommation de comparaître devant une *court of summary jurisdiction*.

Pouvoir de la *court of summary jurisdiction* de faire toute injonction relative à la salubrité publique.

96. Si la cour est convaincue que l'état de choses sus-mentionné existe, ou que quoique réprimé, il semble devoir se reproduire dans le même immeuble, elle devra signifier à ladite personne l'ordre de satisfaire à toutes les prescriptions contenues dans l'avis notifié dans le but de faire cesser l'état de choses sus mentionné dans le délai accordé, et d'exécuter tous les travaux nécessaires à cet effet ;

Ou une défense expresse de laisser se reproduire ledit état de choses, avec indication des travaux à exécuter à cet effet ;

Ou un ordre exprès enjoignant la cessation immédiate dudit état de choses, et contenant en même temps prohibition à l'avenir d'un pareil état.

La cour pourra par son injonction infliger à ladite personne une amende qui n'excédera pas 5 livres; elle devra aussi *donner les indications* quant au remboursement de tous les frais exposés jusqu'au jour où la cause a été entendue.

Injonction concernant une maison impropre à l'habitation.

97. Lorsqu'il sera prouvé, suivant la décision de la cour, qu'une maison ou qu'un bâtiment est impropre à l'habitation de l'homme, comme étant insalubre, la cour pourra défendre de la faire servir à cet usage jusqu'à ce que, conformément à son avis, cette maison ou ce bâtiment ait été approprié audit usage; la cour pourra alors remplacer son premier ordre par un autre déclarant la maison ou le bâtiment habitable, et à partir de cette date cette maison ou ce bâtiment pourra être loué ou habité.

Amende pour contravention à un ordre de la cour.

98. Toute personne qui négligerait de se soumettre à

un ordre de l'autorité locale, et qui ne pourra prouver à la cour qu'elle a apporté toute l'activité voulue à l'exécution du dit ordre sera passible d'une amende qui n'excédera pas 10 shillings par jour, pour chaque jour de contravention; toute personne agissant de propos délibéré contrairement à une injonction prohibitive sera passible d'une amende qui n'excédera pas 20 shillings par jour pour chaque jour de contravention. En outre, l'autorité locale pourra pénétrer dans les locaux visés par l'ordre ou l'injonction pour faire cesser l'état de choses contraire à la salubrité publique, et faire tout ce qui sera nécessaire pour l'exécution du dit ordre ou de ladite injonction; l'autorité locale pourra recouvrer du contrevenant, *in a summary manner*, les dépenses qu'elle aura faites.

99. Lorsqu'une personne en appellera de l'ordre de l'autorité locale à la cour des sessions trimestrielles conformément aux dispositions du présent acte, l'amende imposée ne pourra être perçue et les mesures à prendre en vertu du dit ordre ne pourront être exécutées jusqu'à ce qu'une décision ait été rendue sur l'appel, à moins que cet appel ne soit retiré.

Appel contre l'ordre de l'autorité locale.

100. Toutes les fois qu'il sera prouvé, conformément à la décision de la cour de *summary jurisdiction*, que la personne à qui doit être imputée la cause de l'insalubrité est inconnue ou ne peut être trouvée, ou que le propriétaire ou le locataire de l'immeuble est également inconnu ou ne peut être trouvé, l'ordre de la cour pourra être adressé à l'autorité locale et exécuté par ladite autorité.

Dans certains cas l'ordre pourra être adressé à l'autorité locale.

101. Toute matière ou tout objet saisi par l'autorité locale, conformément au présent acte, comme contraire à la salubrité, pourra être vendu aux enchères; l'autorité locale pourra conserver l'argent de la vente, et l'appliquer au remboursement des dépenses exposées par elle en exécution du présent article; le surplus (s'il y en a)

Pouvoir de vendre le fumier, etc.

sera payé au propriétaire de la matière ou de l'objet sus-mentionné sur sa demande.

102. L'autorité locale, ou l'un de ses agents, pourra pénétrer dans tout immeuble pour y *rechercher* tout ce qui pourrait être nuisible à la santé publique, ou pour faire exécuter les mesures de tout acte en vigueur dans le district sur les foyers et les fourneaux consumant leur propre fumée; en tout temps depuis *neuf heures* du matin jusqu'à *six heures* du soir, ou lorsqu'il s'agira d'une cause d'insalubrité due à un travail quelconque, aux heures où ce travail est en activité.

Lorsque conformément à la présente loi l'existence d'un état d'insalubrité aura été constatée ou lorsqu'un ordre de cessation ou de prohibition aura été fait, l'autorité locale ou l'un de ses agents sera admis dans l'immeuble aux heures sus-mentionnées, jusqu'à ce que cet état de choses ait disparu ou que les travaux ordonnés aient été exécutés, suivant le cas.

Lorsqu'un pareil ordre sera resté sans effet, ou aura été enfreint, l'autorité locale, ou l'un de ses agents, sera admis de temps en temps à toute heure raisonnable, ou aux heures pendant lesquelles le travail est en activité, dans le local où se produit l'infraction afin de la faire cesser.

Si l'accès du local en vue de l'une quelconque des mesures du présent article est refusé, tout juge de paix sur la plainte sous serment de l'agent de l'autorité locale (cette plainte ne devra être faite qu'après que l'agent aura avisé de son intention, par écrit, le gardien du local) pourra, par un ordre signé de sa main, requérir le gardien de l'immeuble de laisser pénétrer l'autorité locale ou son agent, aux heures sus-mentionnées. Lorsque, d'après les informations données sous serment au juge de paix, aucun gardien de l'immeuble ne pourra être trouvé, le juge de paix autorisera, par mandat spécial,

l'autorité locale ou son agent, à pénétrer dans le local
aux heures sus-mentionnées.

Tout mandat délivré et signé par un juge de paix permettant à l'autorité locale ou à son agent l'accès d'un
local quelconque continuera d'être valable jusqu'à ce que
l'état contraire à la salubrité ait cessé d'exister, ou que
les travaux nécessitant l'intervention de l'autorité aient
été exécutés.

103. Tout refus d'obéir à cet ordre d'un juge de paix
sera passible d'une amende qui n'excédera pas 5 livres
(125 fr.).

104. Toutes dépenses et tous frais occasionnés par une
plainte, un avertissement, l'obtention et la délivrance
d'un ordre de la cour ou d'un ordre ou mandat d'un
juge de paix relativement à un état de choses considéré, en vertu du présent acte, comme contraire à la
salubrité, ou tous frais et dépenses pour faire exécuter
une injonction de cette nature seront considérés comme
dépenses faites dans l'intérêt et à la requête de la personne visée dans l'ordre (*order*, ordre, injonction,
mandat) : lorsque l'injonction sera faite à l'autorité
locale, ou qu'il n'y aura pas d'ordre, mais qu'il *sera
prouvé* que la situation contraire à la salubrité existait
au moment où la plainte a été faite, ou au moment
où l'avertissement a été donné, c'est à la charge de
l'auteur du fait incriminé que seront les frais et dépenses.

Dans le cas où l'auteur du dit fait serait le propriétaire
de l'immeuble, les frais et dépenses pourront être recouvrés de celui qui possédera, à ce moment, cet immeuble.

Il est entendu que ces frais et dépenses ne dépasseront
pas en totalité une année du revenu annuel de l'immeuble.

Les frais, dépenses et amendes encourus par suite

d'un état de choses contraire à la salubrité, pourront être recouvrés *in a summary manner*, dans tout comté ou cour supérieure ; la cour aura le pouvoir de partager, suivant qu'il lui paraîtra juste, les frais, dépenses et amendes, entre les personnes dont les actes ou la négligence auront été la cause de l'insalubrité.

Les frais et dépenses recouvrables, en vertu du présent article, du propriétaire d'un immeuble, pourront être perçus du locataire de cet immeuble ; le propriétaire de ce dernier permettra au locataire de déduire du loyer annuel toute somme payée par celui-ci conformément au présent article.

Il est entendu qu'aucun locataire ne sera tenu de payer une somme supérieure au montant annuel du loyer dû par lui, ou de la somme qu'il restera devoir sur ledit loyer, après que réclamation des frais et dépenses lui aura été faite ; et qu'il aura avisé son propriétaire de son intention de déduire ces frais et dépenses ; à moins qu'il ne refuse de faire connaître à l'autorité locale le montant de son loyer ainsi que le nom et l'adresse de la personne à qui le paiement doit être fait.

Mais il appartiendra au locataire de prouver que la somme réclamée est supérieure au loyer qu'il payait à l'époque de l'avis, ou qui depuis a été augmenté.

Il est aussi entendu qu'aucune des dispositions du présent article ne portera atteinte à aucune convention passée entre le propriétaire ou le locataire d'une maison, d'un bâtiment, ou autre propriété, par laquelle il est ou peut être entendu que le locataire payera ou supportera tous impôts, frais, ou autres sommes dus relativement à cette maison, ce bâtiment, ou autre propriété, ni à aucune autre convention entre propriétaire et locataire.

Toute personne peut porter devant le juge de paix une plainte motivée sur l'état d'insalubrité d'un immeuble.

105. Une plainte relativement à l'existence d'un état de choses contraire à la salubrité dans un immeuble du district d'une autorité locale pourra, conformément au

présent acte, être portée à un juge de paix par toute personne incommodée de cet état de choses, par tout habitant du district, par tout propriétaire d'immeuble du district, et la même procédure aura lieu avec les mêmes effets, en ce qui concerne les injonctions ou ordres, amendes, appel et autres mesures ou peines, que dans le cas d'une plainte déposée par l'autorité locale.

Il est entendu que la cour pourra, à son gré, ajourner l'audition de la cause, pour permettre d'examiner l'immeuble où un tel état de choses est supposé exister, et à cet effet elle pourra accorder l'entrée de l'immeuble à tout agent de l'autorité.

Il est aussi entendu que la cour pourra autoriser tout *constable* ou toute autre personne à accomplir tous les actes nécessaires à l'exécutiou d'un *ordre* délivré en vertu du présent article, et à recouvrer, *in a summary manner*, de la personne visée par ledit *ordre*, les frais faits.

Tout *constable* ou toute autre personne autorisée conformément au présent article aura les mêmes pouvcirs et sera soumis aux mêmes obligations que s'il était un agent de l'autorité locale autorisé, conformément au présent acte, à pénétrer dans un immeuble et à y accomplir tout acte nécessaire.

106. Lorsqu'il sera prouvé, suivant l'avis du *Local Government Board,* qu'une autorité locale a manqué à son devoir en ce qui concerne la salubrité publique, le *Local Government Board* pourra autoriser un agent de police en activité dans le district de l'autorité en faute, à prendre les mesures qu'aurait dû prendre cette autorité relativement au dit état de choses ; cet agent pourra recouvrer, *in a summary manner*, de l'autorité en faute, dans toute cour de comté ou dans toute cour supérieure, les dépenses faites par lui, et non payées par la personne poursuivie.

Mais cet agent ne pourra pas, dans le but de faire exécuter cet ordre, pénétrer dans une maison ou partie de maison servant de domicile, sans le consentement de celui qui s'y trouve domicilié ou *sans un mandat d'un juge de paix.*

107. L'autorité locale, lorsqu'elle jugera que des procédés sommaires seraient insuffisants, pourra, contre toute personne, intenter les poursuites devant une *cour supérieure de justice ou d'équité,* pour obtenir la cessation ou la prohibition de tout état contraire à la salubrité; pour le recouvrement de toute amende, ou pour la punition de toute personne agissant contrairement aux dispositions du présent acte sur la salubrité : l'autorité pourra ordonner que les dépenses de cette procédure soient payées avec les fonds applicables par elle à l'exécution du présent acte.

108. Lorsque l'état d'insalubrité qui se produit dans le district d'une autorité locale paraîtra provenir entièrement ou partiellement d'un acte ou d'une négligence commis *en dehors du district,* l'autorité locale pourra prendre ou faire prendre contre la personne coupable de cet acte ou de cette négligence toutes les mesures prescrites par le présent Acte : ces mesures donneront lieu aux mêmes effets, que si l'acte avait été commis dans le district. Il est entendu, toutefois, que la procédure sommaire ne pourra en aucun cas être suivie, ailleurs que devant une cour ayant juridiction sur le district où l'acte ou la négligence a eu lieu.

Le présent article s'étendra à la métropole de manière à permettre dans la mesure indispensable, à l'autorité chargée de la salubrité de la métropole, de suivre toute procédure nécessitée par un état d'insalubrité sur le territoire soumis à la juridiction et causé par un acte ou une négligence, commis dans le district d'une autorité locale; comme aussi à permettre à l'autorité locale d'agir de même si elle souffre d'un état d'insalubrité causé par un acte commis sur le territoire de l'autorité chargée de la salubrité de la métropole.

Dans le présent article « autorité chargée de la salubrité » signifiera l'autorité locale de la métropole chargée de l'exécution de l'acte sur la salubrité pour l'Angleterre, 1855, et des actes modifiant ce dernier.

109. Lorsque deux contraventions aux dispositions d'un acte quelconque, sur le trop grand nombre de personnes occupant une maison d'habitation (*the overcrowding of the house*, l'encombrement d'une maison), auront été commises dans un espace de trois mois (que le contrevenant soit le même ou non), une *court of summary jurisdiction* pourra, sur la demande de l'autorité locale du district où se trouve la dite maison, ordonner la fermeture de cette maison pour le temps qu'elle jugera nécessaire.

110. En exécution du présent acte sur la salubrité, tout *vaisseau ou navire* stationnant dans une rivière, port, ou autres eaux situées dans le district d'une autorité locale, sera soumis à la juridiction de cette autorité de la même manière qu'un immeuble du district.

Tout vaisseau ou navire stationnant dans une rivière, port, ou *autres eaux* non situées dans le district d'une autorité locale, sera réputé être dans le district de l'autorité désignée par le *Local Government Board*, et dans le cas où aucune autorité n'aurait été désignée, de l'autorité la plus proche de l'endroit où ce navire stationne.

Le patron ou autre personne chargé de ce vaisseau ou navire sera, par application du présent acticle, considéré comme le locataire de ce navire ou vaisseau. Cet article ne s'appliquera pas aux vaisseaux ou navires placés sous le commandement d'un officier de Sa Majesté, ou aux vaisseaux ou navires appartenant à un Gouvernement étranger.

Les dispo-
sitions
du présent
acte n'affec-
teront pas
les autres
mesures
pour la sa-
lubrité.

111. Les dispositions du présent acte sur la salubrité seront considérées comme s'ajoutant aux droits, mesures, ou modes de procéder contenus dans tout autre acte, et non comme modifiant ou atteignant d'une façon quelconque ces droits, mesures et modes de procéder.

Il est entendu qu'aucune personne ne sera punissable, pour la même infraction, à la fois en vertu des dispositions du présent acte et des dispositions de tout autre acte ou ordonnance.

Établissements insalubres

Contraven-
tions concer-
nant les
habitations.

112. Toute personne qui, après la promulgation du présent acte, établira dans le district d'une autorité urbaine, sans son consentement écrit, une usine ou fabrique où l'on emploie les matières suivantes :

Sang,

Os,

Peaux,

Ordonnances
relatives
aux indus-
tries
dangereuses
établies
dans un dis-
trict urbain.

Devoir
de l'autorité
urbaine
de faire une
plainte
au juge de
paix sur un
état de
choses con-
traire à la
salubrité,
provenant
d'une indus-
trie
dangereuse.

Résidus d'abattoirs, ou une manufacture, ou fabrique de savon, ou une fabrique de suifs, ou une boyauderie, ou établira tout autre métier ou commerce, toute autre industrie ou manufacture insalubre ou nuisible, sera passible d'une amende qui n'excédera pas 50 livres pour l'établissement sus-mentionné ; toute personne qui s'occupera d'une industrie ainsi établie ou y travaillera sera passible d'une amende qui n'excédera pas 40 shillings par jour pour chaque jour de contravention, qu'il y ait eu ou non poursuite contre l'établissement sus-mentionné.

113. L'autorité urbaine pourra de temps à autre faire des ordonnances relativement aux industries dangereuses établies avec son consentement soit avant soit après la promulgation du présent acte, afin d'en prévenir ou d'en amoindrir les effets pernicieux.

114. Lorsqu'une fabrique de bougies, une fonderie,

une fabrique de savon, *un abattoir*, ou autre local servant à préparer le sang ou les restes d'animaux, ou à
faire bouillir, brûler, pulvériser les os, ou une fabrique
ou local servant à une industrie, un état, métier ou une
manufacture qui laisse échapper des exhalaisons, sera
considérée par l'autorité urbaine comme étant nuisible à
la santé des habitants du district ; d'après le rapport du
medical officer, de deux *médecins praticiens légalement
qualifiés*, (1), ou de dix habitants du district, l'autorité
urbaine devra faire déposer une plainte au juge de paix,
qui pourra adresser à la personne engagée dans l'industrie incriminée une sommation de comparaître devant
une *court of summary jurisdiction.*

La cour devra faire une enquête, et si elle juge que
l'industrie sus-visée est contraire à la salubrité ou laisse
échapper des exhalaisons dangereuses pour la santé des
habitants du district, l'industriel ou celui qui sera
occupé dans cette usine (qu'il soit propriétaire ou locataire du local, ou contre-maître ou au service du propriétaire ou locataire) sera passible d'une amende qui ne
pourra dépasser 5 livres (125 fr.), ni être inférieure à
40 shillings (50 fr.), à moins qu'il ne soit établi que la
personne dont il s'agit a employé les meilleurs moyens
pour empêcher ou détourner les exhalaisons ou pour en
combattre les effets : quand il y aura récidive ladite personne sera passible d'une amende double de celle imposée lors de la dernière condamnation, sans que toutefois
cette amende puisse dépasser 200 livres (5,000 fr.).

Il est entendu que la cour pourra surseoir à l'exécution
de sa décision, lorsque le contrevenant s'engagera à
adopter, dans un délai raisonnable, les moyens que la
cour jugera praticables et qu'elle ordonnera d'employer
pour supprimer, détourner ou combattre les effets pernicieux des exhalaisons, ou lorsque le particulier donnera

(1) Voir page 46.

avis qu'il en appelle à la cour des sessions trimestrielles des juges de paix.

L'autorité urbaine pourra, à son gré, sur l'attestation déjà mentionnée dans cet article, suivre devant une cour supérieure de justice ou d'équité toute procédure contre tout contrevenant, au sujet des faits visés dans l'attestation.

Pouvoir d'inspecter les manufactures et autres immeubles.

115. Lorsqu'une maison, un bâtiment, une manufacture ou tout autre immeuble sera, conformément aux dernières dispositions de l'article précédent, certifié (*certified*, attesté, signalé par écrit) comme nuisible ou pernicieux à la santé des habitants du district d'une autorité urbaine, et que cette maison, ce bâtiment, ou autre immeuble sera situé *en dehors du district*, l'autorité urbaine pourra suivre la procédure autorisée par le précédent article de la même manière et avec les mêmes conséquences que si la dite maison, ladite manufacture, ledit bâtiment ou autre immeuble était situé *dans le district;* toutefois la procédure sommaire ne devra en aucun cas être suivie ailleurs que devant une cour ayant juridiction sur le district où la maison, le bâtiment, la manufacture ou autre immeuble se trouve situé.

Le présent article s'étendra à la métropole dans la mesure nécessaire de permettre à l'autorité chargée de la salubrité pour la métropole, de suivre toute la procédure nécessitée par l'état d'une maison, d'un bâtiment, d'une manufacture, ou autre local *certified*, ainsi qu'il est dit plus haut, nuisible et pernicieux à la santé des habitants du territoire sous sa juridiction, lorsque cette maison, ce bâtiment, cette manufacture ou autre local sera situé dans le district d'une autorité locale; comme aussi pour permettre à une autorité urbaine d'agir de la même manière relativement à une maison, un bâtiment, une manufacture ou autre local, ainsi qu'il est dit précédemment, *certified* nuisible ou pernicieux à [la santé des habitants de son district, et situé sur le territoire dépendant de l'autorité chargée de la salubrité.

Dans le présent article. « Autorité chargée de la salubrité » signifiera l'autorité locale de la métropole chargée de l'exécution de l'Acte sur la salubrité pour l'Angleterre, 1855, et des actes modifiant ce dernier.

Viandes malsaines, etc.

116. Le *medical officer* ou l'inspecteur de la salubrité pourra à toute heure *raisonnable* examiner tout animal, carcasse, viande, volaille, gibier, poisson, fruits, légumes, blé, pain, farine ou lait exposés pour la vente, ou déposés en un lieu quelconque pour la vente, et destinés à l'alimentation.

C'est au défendeur qu'il appartiendra de faire la preuve que l'objet de consommation n'était pas exposé pour la vente, ou n'était pas destiné à l'alimentation.

Lorsque l'animal, la carcasse, la viande, la volaille, le gibier, le poisson, les fruits, les légumes, le blé, le pain, la farine ou le lait paraîtra ou paraîtront, au *medical officer* ou à l'inspecteur de la salubrité, gâtés, malsains ou impropres à l'alimentation, il pourra les confisquer et les emporter lui-même ou les faire enlever par un aide, afin d'en saisir un juge de paix.

117. Lorsque le juge de paix décidera que l'animal, la carcasse, la viande ou autre objet confisqué est gâté, malsain ou impropre à l'alimentation, il ordonnera que le produit saisi soit détruit ou employé de façon à empêcher qu'il ne soit mis en vente ou qu'il ne serve à l'alimentation.

Et la personne à qui appartenait ce produit à l'époque de la mise en vente, ou en possession ou dans l'immeuble de laquelle il a été trouvé, sera passible soit d'une amende qui n'excédera pas 20 livres pour chaque animal carcasse, poisson, morceau de viande, gibier ou volaille, ou pour le lot de fruits, légumes, grains ou farine, ou pour le lait, soit, au gré du juge de paix, à un emprisonnement, qui ne dépassera pas trois mois, sans amende.

Le magistrat qui, en vertu du présent article, est autorisé à juger le contrevenant peut être ou le même qui a ordonné la destruction du produit ou tout autre ayant juridiction en ce lieu.

Celui qui empêchera l'agent d'inspecter la viande, etc., sera passible d'une amende.

118. Celui qui d'une manière quelconque empêchera le *medical officer* ou l'inspecteur de la salubrité de pénétrer dans un immeuble pour examiner les articles mis en vente, ou déposés pour la vente, ou en préparation pour la vente, et destinés à la nourriture ou qui empêchera le *medical officer*, l'inspecteur de la salubrité ou son assistant, de faire exécuter les dispositions du présent acte ou qui s'y opposera, sera passible d'une amende qui n'excédera pas 5 livres (125 fr.).

Mandat de perquisition accordé par le juge.

119. Sur la plainte faite *sous serment* par le *medical officer*, l'inspecteur de la salubrité ou d'un autre agent de l'autorité locale, tout juge de paix pourra délivrer à cet agent un mandat pour pénétrer dans un édifice ou dans une partie d'édifice où ledit agent a des raisons de croire qu'on y garde ou qu'on y cache des animaux ou des produits destinés à servir à la nourriture de l'homme, et qui sont malsains, gâtés ou impropres à cet usage; d'y rechercher ces animaux ou produits pour les confisquer et en informer le juge conformément aux dispositions du présent acte.

Toute personne qui empêchera cet agent d'accomplir la mission qu'il tient de ce mandat sera, en outre des autres punitions auxquelles il peut être exposé, passible d'une amende qui ne dépassera pas 20 livres (500 fr.).

Maladies contagieuses et hopitaux.

DISPOSITIONS CONTRE LA CONTAGION

Devoir de l'autorité de faire désinfecter un immeuble.

120. Lorsque l'autorité locale jugera, sur l'attestation

du *medical officer*, ou de tout autre *médecin praticien légalement qualified*, que le nettoyage et la désinfection d'une maison ou d'une partie de maison, et des objets qui s'y trouvent et qui peuvent entretenir la contagion, seraient de nature à empêcher ou à combattre une maladie contagieuse, il sera du devoir de cette autorité d'aviser par écrit le propriétaire ou le locataire de cette maison d'avoir à la nettoyer et à la désinfecter, ainsi que les objets qui s'y trouvent, dans le délai mentionné sur l'avis. Si cet avis reste sans résultat, la personne avertie sera passible d'une amende qui ne sera pas inférieure a 1 *shilling* ni supérieure à 10 *shillings* (12 fr. 50) par jour pour chaque jour de contravention; l'autorité locale devra faire nettoyer et désinfecter la maison et les objets sus-mentionnés et elle pourra recouvrer, *in a summary manner*, du propriétaire ou du locataire en contravention, les dépenses faites.

Lorsque le propriétaire, ou le locataire d'une telle maison sera par pauvreté ou autrement incapable, de l'avis de l'autorité locale, d'exécuter les prescriptions de cet article, l'autorité locale pourra, sans obliger ce propriétaire ou ce locataire à exécuter ces prescriptions, nettoyer et désinfecter, avec le consentement dudit propriétaire ou locataire, cette maison ou une partie de la dite maison, et se charger des dépenses.

121. L'autorité locale pourra ordonner la destruction de toute literie ou de tous autres objets qui ont servi à un malade atteint d'une maladie contagieuse, et qui ont pu être ainsi infectés, et accorder une indemnité pour la valeur de ces objets.

122. L'autorité locale pourra installer un local pourvu de tous les appareils et instruments nécessaires pour la désinfection de la literie et autres objets infectés, et elle pourra faire désinfecter gratuitement tous objets apportés dans ce but.

Disposition pour le transport des personnes atteintes de maladies contagieuses.

123. L'autorité locale pourra établir et conserver une ou plusieurs voitures appropriées au transport des personnes atteintes de maladies contagieuses, et elle pourra payer les frais du transport de toute personne ainsi atteinte à l'hôpital ou autre lieu de destination.

Transport par ordre du juge des personnes sans domicile et atteintes de maladies contagieuses.

124. Lorsqu'il se trouvera dans le district d'une autorité locale, ou à une distance raisonnable de ce district, un hôpital ou local destiné à recevoir les malades, toute personne atteinte d'une maladie contagieuse, et sans logement, ou logée dans une chambre occupée par plus *d'une famille*, ou à bord d'un navire ou vaisseau, pourra, sur le certificat signé d'un *médecin praticien légalement qualifié*, et avec le consentement des personnes ayant la surveillance dudit hôpital ou endroit, y être transportée par ordre de tout juge de paix, aux frais de l'autorité locale; toute personne logée dans une maison garnie, et qui sera ainsi atteinte de maladie contagieuse pourra, avec le consentement et sur le certificat mentionnés plus haut, être envoyée à cet hôpital ou à ce local spécial par ordre de l'autorité locale. Un ordre, conformément au présent article, pourra être adressé au *constable* ou à l'agent (*officer*) de l'autorité locale suivant que le juge de paix ou *l'autorité locale* de qui émane l'ordre le jugera convenable; celui qui volontairement désobéira ou mettra obstacle à l'exécution de cet ordre sera passible d'une *amende qui n'excèdera pas* 10 *livres* (250 fr.).

Transport à l'hôpital des malades amenés par un navire.

125. L'autorité locale pourra faire des ordonnances (sous réserve de l'approbation du *Local Government Board*) relativement à l'envoi et à la garde dans l'hôpital, auquel elle a le droit d'envoyer des malades, de toutes les personnes atteintes de maladies contagieuses et amenées dans son district par un navire ou vaisseau; les personnes coupables de contravention seront passibles d'amendes qui ne dépasseront pas 40 shillings (50 fr.).

Des maladies transmissibles.

126. Toute personne qui :

(1) Pendant qu'elle est atteinte d'une maladie contagieuse, s'exposera volontairement et sans précautions à répandre sa maladie dans une rue, place publique, boutique, taverne, ou voiture publique, ou entrera dans une voiture publique sans, au préalable, prévenir de sa maladie le propriétaire, le conducteur, ou le cocher;

(2) Ayant la surveillance d'une personne ainsi atteinte, exposera le malade à communiquer sa maladie;

(3) Donnera, prêtera, vendra, transmettra, ou exposera, sans les avoir au préalable désinfectés, la literie, le linge, les chiffons ou autres objets infectés, sera passible d'une amende qui n'excèdera pas 5 livres (125 fr.).

La personne qui, pendant qu'elle est atteinte d'une maladie contagieuse, entrera dans une *voiture publique* sans donner avis de sa maladie au propriétaire ou au cocher, sera en outre condamnée par la cour à payer à ce propriétaire ou à ce cocher le montant des frais et pertes qu'ils pourront avoir à supporter pour l'exécution des dispositions du présent acte relativement à la désinfection de la voiture.

Il est entendu qu'aucune procédure en vertu du présent acte ne sera suivie contre les personnes qui transporteront, avec les précautions voulues, la literie, le linge, les chiffons, ou autres objets pour les faire désinfecter.

127. Tout propriétaire ou cocher d'une voiture publique devra, dès qu'il aura appris qu'il a transporté une personne atteinte de maladie contagieuse, immédiatement prendre des mesures pour la désinfection de sa voiture;

Faute d'agir ainsi, il sera passible d'une amende qui n'excèdera pas 5 livres (125 fr.).

Mais aucun propriétaire de voiture ou cocher ne sera tenu de transporter une personne ainsi atteinte à moins qu'il n'ait reçu une somme suffisante pour couvrir les pertes ou frais nécessaires pour l'exécution des dispositions du présent article.

Pénalité pour location d'une maison dans laquelle ont habité des personnes atteintes de maladies contagieuses.

Pénalité contre les personnes louant une maison et donnant de faux renseignements sur l'existence de maladies contagieuses en cette maison.

Pouvoir du *Local Government Board* de faire des ordonnances.

128. Celui qui louera sciemment une maison, une chambre, ou une partie de maison dans laquelle aura demeuré une personne atteinte de maladie contagieuse, sans avoir, conformément à l'avis d'un médecin praticien légalement *qualified*, ledit avis attesté par un certificat signé de ce médecin, fait désinfecter cette maison, cette chambre, ou cette partie de maison ainsi que tous les objets susceptibles d'entretenir la contagion, sera passible d'une amende qui n'excèdera pas 20 livres (500 fr.).

Pour tout ce qui concerne le présent acte, le gardien d'une *auberge* sera considéré comme louant une partie de sa maison à la personne qui sera admise comme *hôte* dans cette auberge.

129. Celui qui, louant, ou montrant pour la louer, une maison, ou une partie de maison, et qui, interrogé par la personne venue pour louer, s'il n'y a pas, ou s'il n'y a pas eu depuis *six semaines* de personne atteinte de maladie contagieuse dans cette maison, fera sciemment à cette demande une réponse fausse, sera, au gré de la cour, passible d'une amende n'excédant pas 20 livres, ou d'un emprisonnement avec ou sans travaux forcés ne dépassant pas 1 mois.

130. Le *Local Government Board* pourra de temps à autre faire, modifier et rapporter comme il le jugera à propos des ordonnances pour le traitement des personnes atteintes du choléra, ou autre maladie endémique, épidémique ou contagieuse, et pour empêcher le développement du choléra et autres maladies, aussi bien sur les fleuves, rivières et eaux du Royaume-Uni, sur la haute mer en deçà de *trois milles* des côtes, que sur terre : le *Board* sus-dit pourra déclarer par quelle autorité ou quelles autorités ces ordonnances seront promulguées et exécutées.

Ces ordonnances seront publiées dans la *London Ga-*

zette, et cette publication sera dans tous les cas un témoignage suffisant de ces ordonnances.

Celui qui volontairement négligera ou refusera d'obéir ou de se soumettre à ces ordonnances, ou qui s'opposera à l'exécution d'une ordonnance faite conformément au présent article, sera passible d'une amende qui n'excédera pas 50 livres (1,250 fr.).

Hôpitaux

131. L'autorité locale pourra pour les habitants de son district établir des hôpitaux et des locaux temporaires pour recevoir les malades, et à cet effet, elle pourra :

Construire elle-même des hôpitaux ou locaux pour recevoir les malades;

Passer un contrat pour l'usage d'un hôpital, d'une partie d'hôpital, ou d'un local spécialement affecté aux malades;

S'entendre avec toute personne ayant la direction d'un hôpital, pour l'admission, dans cet hôpital, des malades du district, moyennant le payement de telle somme annuelle ou autre, qui pourra être convenue.

Deux ou plusieurs autorités locales pourront s'entendre pour l'établissement d'un hôpital en commun.

132. Toute dépense occasionnée à l'autorité locale par l'entretien dans un hôpital, ou dans un local affecté temporairement à des malades (que ce local appartienne ou non à l'autorité), d'un malade qui n'est pas *un pauvre*, sera considérée comme une dette due par ce malade à l'autorité locale, et pourra être recouvrée de lui en tout temps — *six mois* après sa sortie de l'hôpital, — ou de sa succession, au cas où il serait décédé dans ledit hôpital.

133. L'autorité locale pourra, avec la sanction du

Local Government Board, pourvoir elle-même à un secours temporaire de médicaments et d'assistance médicale aux plus pauvres des habitants du district, ou traiter avec toute personne à l'effet de leur procurer ledit secours.

Mesures pour prévenir les maladies épidémiques

Pouvoir du *Local Government Board* de faire des ordonnances pour prévenir les maladies contagieuses.

134. Toutes les fois qu'une partie de l'Angleterre paraîtra menacée ou frappée d'une maladie épidémique redoutable, d'une maladie endémique, ou contagieuse, le *Local Government Board* pourra faire modifier et rapporter des ordonnances pour les motifs suivants ou l'un de ces motifs :

1° L'inhumation rapide des morts;

2° Les perquisitions de maison en maison;

3° Toutes dispositions en vue d'assurer le service médical, l'obligation de nettoyer, ventiler et désinfecter, et les mesures propres à empêcher la maladie de se répandre.

Le *Local Government Board* pourra par un décret déclarer que ces ordonnances ou l'une d'elles ont force obligatoire dans le district ou une partie du district d'une autorité locale, et qu'elles s'appliquent pour la période mentionnée par le décret à tous les navires, aussi bien à ceux qui se trouvent dans les eaux de l'intérieur qu'à ceux qui sont en croisière ou dans les parties de la mer placées sous la juridiction du Lord Grand Amiral du Royaume-Uni, ou des commissaires remplissant pour le moment les fonctions du Lord Grand Amiral.

Le *Local Government Board* pourra par un décret ultérieur abréger ou prolonger la période sus-mentionnée.

135. Toutes les ordonnances et décrets ainsi rendus par le *Local Government Board* seront publiés dans la

London Gazette, et cette publication sera un témoignage suffisant dans tous les cas.

136. L'autorité locale d'un district dans lequel, ou partie duquel, les ordonnances publiées par le *Local Government Board* auront été déclarées avoir force obligatoire, devra veiller et tenir la main à l'exécution de ces ordonnances, nommer et payer tels *medical officers* ou autres *agents* ou personnes, prendre et exécuter toutes mesures qui pourront être nécessaires pour arrêter la maladie, pour veiller ou aider à l'exécution des ordonnances, ou pour les exécuter elle-même.

En outre, l'autorité locale pourra de temps à autre intenter elle-même toutes poursuites ou suivre toutes procédures légales pour infraction volontaire ou négligence à se conformer à ces ordonnances.

137. L'autorité locale et ses agents auront le pouvoir d'entrer dans tout immeuble ou tout navire pour exécuter, ou surveiller l'exécution de toute ordonnance rendue par le *Local Government Board*, ainsi qu'il est dit plus haut.

138. Toutes les fois que, conformément à une ordonnance publiée par le *Local Government Board* ainsi qu'il est dit précédemment, un *medical officer* de la Loi des pauvres fera le service de santé à bord d'un navire, il aura droit pour ce service à un *supplément* d'honoraires déterminé d'après le tarif des émoluments qu'il touche pour le service de l'*Union* ou du lieu où il est employé; ce supplément, ainsi qu'un salaire raisonnable pour le traitement des malades, lui sera payé par le capitaine du navire pour le compte des propriétaires dudit navire.

Lorsque ce service sera fait par un *medical practitioner* qui n'est pas un *medical officer* de la Loi des pauvres, il aura droit à des honoraires pour ce service, avec un supplément en raison de la distance, semblables à ceux qu'il a habitude de toucher de clients appartenant à la classe de ceux qu'il a visités et traités à bord du navire. Ces honoraires et supplément lui seront payés ainsi qu'il a été dit précédemment.

En cas de désaccord au sujet desdits honoraires, le différend pourra, lorsque la somme ne dépassera pas 20 livres, être réglé par une *court of summary jurisdiction ;* cette cour en déterminera sommairement le montant dans une juste proportion, d'après le tarif des honoraires payés, dans le lieu où s'est produit le différend, pour le service des malades de la classe de ceux au sujet desquels la contestation a lieu.

Le *Local Government Board* pourra réunir deux autorités locales.

139. Le *Local Gouvernment Board* pourra, s'il le juge à propos, par décret, autoriser ou forcer deux ou plusieurs autorités locales à agir de concert pour l'exécution des dispositions au présent Acte sur les mesures à prendre pour prévenir les maladies contagieuses ; il pourra prescrire le mode de cette action commune et le mode de remboursement des frais.

Pénalité pour infraction aux ordonnances, ou obstacle apporté à leur exécution.

140. Toute personne qui :

1° Enfreindra volontairement une ordonnance publiée par le *Local Government Board* ainsi qu'il a été dit ;

2° S'opposera volontairement à l'exercice des fonctions de toute personne agissant d'après les ordres de l'autorité, ou à l'exécution des ordonnances sus-mentionnées,

Sera passible d'une amende qui n'excédera pas 5 livres (125 fr.).

Dépôts mortuaires, etc.

Pouvoir de l'autorité locale d'établir des dépôts mortuaires.

141. L'autorité locale pourra, et, sur l'ordre du *Local Government Board,* devra pourvoir à l'établissement et à l'appropriation d'un local appelé en cet Acte *dépôt mortuaire,* pour recevoir les cadavres avant leur inhumation, et elle pourra faire des ordonnances relativement à l'administration et aux frais d'entretien de ce dépôt. L'autorité pourra aussi faire inhumer, d'une façon décente et économique, au taux fixé par ces ordonnances, tout cadavre reçu au dépôt mortuaire.

142. Lorsque le cadavre d'une personne décédée à la suite d'une maladie contagieuse sera gardé dans une pièce servant de domicile ou de chambre à coucher à d'autres personnes, ou lorsqu'un cadavre, dont l'état met en danger la santé des locataires de la maison ou de la chambre, sera gardé dans ladite maison ou chambre, le juge de paix, sur l'attestation signée d'un *médecin praticien légalement qualifié*, pourra ordonner que ce cadavre soit transporté au dépôt mortuaire aux frais de l'autorité locale, et inhumé dans un temps donné.

La justice pourra dans certains cas ordonner le transport d'un cadavre du dépôt mortuaire.

Et à moins que les amis et connaissances du mort ne prennent à leur charge l'inhumation du corps dans le délai fixé, et ne fassent cette inhumation, il sera du devoir de l'agent (*officer*) chargé de ces fonctions de faire inhumer le cadavre avec l'argent de la Taxe des pauvres; mais toute dépense ainsi encourue par lui pourra être recouvrée *in a summary manner*, de la personne tenue légalement de payer les frais de cette inhumation.

Toute personne qui mettra obstacle à l'exécution d'un ordre délivré par le magistrat conformément au premier article sera passible d'une amende qui n'excédera pas 5 livres (125 fr.).

143. L'autorité locale pourra établir et entretenir un local (autre qu'un *workhouse* ou un dépôt mortuaire) (1), spécialement destiné au dépôt des cadavres pendant le temps nécessaire pour en faire l'autopsie (*post mortem*

Pouvoir de l'autorité locale d'établir des locaux spéciaux pour les autopsies.

(1) Cette restriction a été insérée pour éviter que les parents d'une personne décédée pussent croire la levée du corps ordonnée dans le but de procéder à une autopsie.

examination) ordonnée par un *coroner* (1), ou une autre autorité constituée, et elle pourra établir des règlements relativement à l'administration de ce dépôt.

Lorsqu'un dépôt de cette nature aura été ainsi établi, un *coroner* ou une autre autorité constituée pourra ordonner le transport d'un cadavre, afin qu'il soit procédé à l'autopsie. Les frais de ce transport seront payés de la même façon et avec les mêmes fonds que les frais et dépenses de toute autopsie ordonnée par le *coroner*.

(1) Le *coroner* est un officier de police judiciaire, salarié et révocable. Il est élu par les propriétaires (*free holders*) qui se réunissent sur la convocation du *sheriff* et composent le jury de la cour du comté. On en nomme ordinairement quatre dans chaque comté, et il est d'usage de choisir des *attorneys* (avoués) ou des médecins.

La principale fonction du *coroner* est de faire des enquêtes (*inquest*) en cas de mort violente et accidentelle, lorsqu'elle est de nature à faire supposer qu'elle n'est pas naturelle, qu'elle a lieu brusquement et sans maladie précédente connue. Les autorités paroissales et les officiers de police sont tenus de prêter en tout leur concours au coroner. Ces enquêtes se font avec l'assistance d'un jury ; ceux-ci, au nombre de douze sont choisis par l'agent communal ou *constable*, parmi les membres irréprochables de la localité. L'information devant les jurés a pour objet d'expliquer les causes de la mort. Ceux-ci peuvent appeler des témoins ou rendre leur verdict sans en entendre, s'ils jugent les renseignements suffisants. Le coroner résume l'information et donne aux jurés les instructions nécessaires en leur indiquant les questions à résoudre dans leur verdict.

Le coroner a le droit de délivrer contre les coupables un mandat d'amener et de les faire mettre en prison. En sa qualité de magistrat, il commet des experts et fait procéder aux autopsies. Une indemnité d'une guinée (26 fr. 25) est allouée aux médecins appelés en témoignage, et elle s'élève à deux guinées lorsqu'il s'agit de l'examen du cadavre. Un médecin, duement requis, et qui refuse son ministère, est pasible d'une amende de cinq livres.

Les coroners avaient autrefois des émoluments et des indemnités variables. Un acte récent (23 et 24 Vict. c. 116) a supprimé ce mode de rénumération et leur a alloué un traitement fixe à la charge du comté. VALFRAMBERT, *Régime municipal et institutions locales de l'Angleterre.* MITTERMAIER. *Traité de la procédure criminelle en Angleterre.* SEWELL : *Treatise on the laco of coroners.* JERVIS : *On coroners.*

Acte sur le ministère du Gouvernement local (Local Government Board Act, 1871) 34 *et* 35 *Vict. Cap.* 70.

Acte instituant un ministère du Gouvernement local, lui confiant certaines attributions concernant l'hygiène publique et le Gouvernement local ressortissant jusqu'ici au secrétariat d'État et au Conseil privé, et lui transférant les pouvoirs et fonctions du Conseil des pauvres (*Poor Law Board*).

14 *Août* 1871

Vu l'utilité de concentrer en un seul département la surveillance des lois sur la santé publique, l'assistance des pauvres et le gouvernement local,

Il est decrété ce qui suit :

PRÉLIMINAIRES

1. — Le présent Acte prendra le nom de : « Acte sur le ministère du gouvernement local, 1871. »

II. — Un Ministère sera établi sous le nom de *Local Government Board* (1) et aussitôt après son installation, le Conseil des pauvres ou bureau de la Loi des pauvres (*Poor law Board*) cessera d'exister.

Tous les pouvoirs et fonctions attribués par Actes du Parlement ou autres Actes à ce dernier Conseil ou à l'un des secrétaires d'État, ou au Conseil privé, en tant que ces pouvoirs et fonctions concernent l'Angleterre, seront transférés au *Local Government Board*.

Celui-ci, excepté dans les cas prévus par le présent Acte, exercera et remplira ces pouvoirs et fonctions de la

Institution du ministère du gouvernement local.

(1) Bureau, conseil ou ministère du Gouvernement local.

même manière et aux mêmes conditions que l'autorité à laquelle ils étaient attribués avant la promulgation du présent Acte.

III. — Le *Local Government Board* sera composé d'un président nommé par Sa Majssté pour le temps qu'il lui plaira, et des membres *de droit* suivants : le Lord Président du Conseil privé, les principaux secrétaires d'État en fonctions, le Lord Garde du sceau privé, et le chancelier de l'Echiquier.

Le *Local Government Board* sera considéré comme établi à partir de la date de la nomination du président faite conformément au présent Acte.

Le *Local Government Board* pourra nommer *par écrit* les secrétaires, secrétaires adjoints, inspecteurs, auditeurs, employés et autres fonctionnaires du *Board*, sauf à obtenir l'autorisation de la Trésorerie.

Aucune rétribution ne sera accordée aux membres de droit du *Local Government Board* pour les fonctions qu'ils rempliront en vertu du présent Acte, mais le président, les secrétaires et autres fonctionnaires du *Board* recevront les appointements que fixera le Trésor et qui seront payés avec les fonds votés à cet effet par le Parlement.

Il est entendu que la nomination d'un fonctionnaire à un nouvel emploi créé par le *Local Government Board* en vertu de cet article sera considérée comme temporaire jusqu'à ce que le salaire attribué à cet emploi ait été approuvé par le Parlement.

IV. Le président et l'un des secrétaires du *Local Government Board* devront avoir la capacité voulue pour être élus et pouvoir voter à la Chambre des communes.

La charge de président sera considérée comme fonction comprise dans l'annexe H de l'Acte sur la représentation du peuple, 1867 ; dans l'annexe H de l'Acte sur la représentation du peuple (en Écosse), 1868, et dans l'annexe E de l'Acte sur la représentation du peuple (en Irlande), 1868.

V. Le *Local Government Board* pourra adopter un sceau officiel et s'intituler LE LOCAL GOVERNMENT BOARD; sauf dans les cas ci-après prévus, toute ordonnance ou décision du *Board* pourra être exécutée en son nom par le président ou l'un des membres ou même par un secrétaire ou secrétaire adjoint, mais ces derniers devront y avoir été autorisés par le *Board*.

Tout acte, règlement, ordonnance émanent du *Local Government Board* devra, pour être valide, porter le sceau du *Board* et la signature du président ou l'un des membres de droit, et devra en outre être contre-signé par un secrétaire ou secrétaire adjoint.

La production d'actes, règlements ou ordonnances du *Board* sera *prima facie*, ainsi que le requiert le « Documentary evidence Act, 1868 », pour les actes du *Poor Law Board*, jusqu'à preuve du contraire, un témoignage suffisant de l'existence réelle desdits actes, règlements ou ordonnances.

VI. Tous les fonctionnaires et autres personnes chargés des pouvoirs et fonctions transférés par le présent Acte au *Local Government Board*, seront attachés à ce *board* aussitôt qu'il aura été constitué, et placés sous son contrôle.

Ces fonctionnaires et autres employés conserveront leurs places et emplois aux mêmes termes et conditions, et auront, dans l'accomplissement de leurs fonctions les mêmes droits, privilèges immunités que si le présent Acte n'avait pas été promulgué.

Le *Local Government Board* pourra réglementer la division et la distribution du travail à faire entre les divers fonctionnaires et employés attachés à ce *board* par le présent Acte comme il le jugera à propos.

VII. Lorsqu'il s'agira de l'exécution des dispositions se rattachant à tout acte du Parlement, contrat ou autre do-

Sceau, titre et actes du *Board*.

Fonctionnaires attachés au *Board*.

Dispositions se rattachant aux actes, documents et pouvoirs du *Local Goverament Board*.

cument passé, enregistré ou fait avant l'établissement du *Local Gouvernment Board*, le *Local Government Board* sera considéré selon les circonstances (mais seulement dans la mesure nécessaire pour l'exercice des pouvoirs et l'accomplissement des fonctions transférés et imposés à ce *Board* par le présent Acte) comme remplaçant le *Poor Law Board*, ou l'un des principaux secrétaires d'État, ou le Conseil privé, et le *Local Government Board* pourra (suivant le cas) faire tout Acte, ou toute chose qui, sans la promulgation du présent Acte, eût pu être exécutée par le *Poor Law Board*, l'un des secrétaires d'État ou le Conseil privé (1).

VIII. Lorsqu'en vertu d'un acte promulgué antérieurement ou postérieurement au présent Acte, le rapport concernant un impôt, péage, taxe ou droit perçu en Angleterre (autre que celui perçu pour le revenu public du Royaume-Uni) est transmis à l'un des secrétaires d'État, ou à tout autre département du Gouvernement, une double copie de ce rapport devra être transmise également au *Local Government Board*, et toute personne qui négligera de la transmettre sera passible des mêmes peines que celle qui négligerait de transmettre le rapport en vertu de l'Acte passé pendant la session des 23ᵉ et 24ᵉ années du règne de Sa Majesté, chap. 51.

Double copie des envois devra être transmise au Local Government Board.

(1) Des actes successifs du Parlement ont confié au Secrétaire d'État :

L'enregistrement des naissances, mariages et décès ;

L'hygiène publique ;

Le gouvernement local ;

Les squares, promenades et embellissements des villes ;

Les habitations des artisans et des laboureurs ;

Les taxes locales ;

Les mesures préventives contre la propagation des maladies transmissibles ;

Le service de la vaccination.

*Acte sur la vente des substances alimentaires et phar-
maceutiques (sale of Food and drugs Act. 38 et 39
Vict. Cap. 63).*

Acte abrogeant les lois sur la falsification des aliments
et tendant à amender la loi sur la vente à l'état pur des
substances alimentaires et des médicaments.

11 *Août* 1875.

Vu l'utilité d'abroger les lois présentement en vigueur
sur la falsification des comestibles, et d'amender celles
édictées dans le but d'assurer la vente de comestibles et
de médicaments purs,

Il est arrêté ce qui suit :

1. A partir de la promulgation du présent Acte, les
statuts des 23 et 24 Vict. c. 84, 31 et 32 Vict. c. 121, s. 24,
33 et 34. Vict. c. 26, s. 3, 35 et 36 Vict. c, 74, sont abrogés,
excepté en ce qui concerne les mesures prises en vertu
de ces statuts encore en cours, et en ce qui concerne
toute contravention commise en violation de leurs dispositions, ou toute procédure ou autre action commencée et
non terminée, ainsi que tout payement dû en vertu de
ces actes. *Abrogation des statuts.*

2. Le terme « *comestible* » (1) comprendra tout ce qui
sert à l'alimentation et à la boisson de l'homme, à
l'exception des remèdes et de l'eau. *Interprétation des termes.*

Le terme « *médicament* » comprendra toute substance
employée en médecine pour l'usage interne ou externe.

Le terme « *comté* » comprendra tout comté, canton, et
division de canton, aussi bien que tout comté de cité ou
ville n'étant pas un bourg.

Le terme « *justices* » (juges) comprendra tout magistrat

(1) *Food.* aliment, comestible, denrée ou substance alimentaire.

de police ou fonctionnaire investi des pouvoirs de juge
de paix (1) en Angleterre.

Nature des contraventions.

Défense
de mélanger
des subs-
tances
dangereuses
aux co-
mestibles, et
de vendre
ces co-
mestibles
ainsi altérés.

3. Il est interdit de mélanger, colorer, teindre, saupoudrer, tout comestible avec des ingrédients ou des
substances de nature à nuire à la santé publique, d'ordonner ou de permettre ces opérations, avec l'intention
de vendre ce produit en cet état. Il est interdit de vendre aucun produit ainsi mélangé, coloré, teint, saupoudré, sous peine, pour la première contravention,
d'une amende qui n'excédera pas 50 *livres* (1250 fr.);
après une première contravention, le contrevenant sera
sur preuve, passible d'un emprisonnement de six mois
avec travaux forcés, pour chaque nouvelle contravention.

Défense
de mélanger
les mé-
dicaments de
substances
dangereuses,
et de
vendre ces
médicaments

4. Il est interdit, excepté dans les cas ci-après décrits,
de mélanger, colorer, teindre, saupoudrer tout médicament avec des ingrédients ou substances de nature à en

(1) Les juges de paix sont des magistrats nommés par la reine,
sur la recommandation du gouverneur du comté, pour rendre la
justice. Ils siègent dans les sessions générales et dans les petites
sessions. Les cours de session se tiennent tous les trois mois ; mais
dans les localités où le nombre des affaires est considérable, elles
siègent aussi dans les périodes intermédiaires. Les juges de paix ont
le pouvoir de décider sommairement dans un grand nombre de
causes. (A. DE FONTBLANQUE : *l'Angleterre*, Paris 1881).

Les juges de paix ou *magistrats* proprement dits, jugent soit seuls
en justice de paix, soit réunis à un collègue en cours de petites
sessions soit réunis à plusieurs collègues, et assistés du jury, en
cour de sessions trimestrielles (*quarter sessions*). Ils ont également
des fonctions administratives et, à ce titre, ont, dans leurs attributions, le contrôle des ponts, halles, bâtiments communaux, la surveillance de la bonne exécution des diverses lois relatives à la santé
publique spécialement de l'acte ci-dessus concernant la vente des
comestibles et des substances ou préparations médicamenteuses
ou pharmaceutiques.

altérer pernicieusement la qualité. ou l'efficacité, ou de
permettre ou ordonner ces opérations, avec l'intention
de vendre ce médicament en cet état : il est interdit aussi
de vendre aucun médicament ainsi mélangé, coloré, teint
ou saupoudré, sous peine pour la première contravention
et la récidive, des mêmes pénalités que dans l'article
précédent.

5. Il est entendu que nul ne sera coupable des infractions prévues par les deux articles précédents, lorsqu'il
offrira à la justice ou à la cour devant laquelle il com-
paraît, une preuve suffisante de l'ignorance où il se
trouvait que le produit vendu par lui fût mélangé, coloré,
teint ou saupoudré et de l'impossibilité où il était de le
savoir.

Exemption en cas de bonne foi.

6. Il est interdit de vendre au préjudice de l'acheteur
tout comestible ou médicament qui n'est pas de la nature, substance et qualité demandées par l'acheteur (1),
sous peine d'une amende n'excédant pas 20 livres
(500 fr.) (2). Il est entendu qu'il n'y aura pas matière à
délit dans les cas suivants :

Interdiction de vendre des co-mestibles ou des médi-caments n'étant pas de la sub-stance, nature et qualité de-mandées.

1° Lorsque l'addition d'une matière ou ingrédient inof-
fensif à une denrée ou un médicament a été faite par
suite de la nécessité de mettre ce produit, comme article
de commerce, en état d'être transporté ou consommé, et
non frauduleusement dans le but d'accroître le volume,

(1) Une personne ayant demandé une bouteille de gin et ayant reçu
une bouteille contenant une certaine quantité d'alcool, mélangé à
une très faible proportion d'eau, il fut estimé qu'il y avait contravention (Pashler Stevenhill, 40 J. P. 357.)

(2) L'art. 423 du C. pénal français contient une prohibition de ce
genre. Mais cet article, malgré l'extension donnée par la jurisprudence, n'a pas la portée ni la précision de la loi anglaise. Celle-ci
peut servir de modèle et, en tout cas, de base, à une loi qui, en
France comme en tous autres pays où la matière n'a pas fait l'objet
d'une loi spéciale, serait accueillie avec la plus vive reconnaissance
par les industriels et commerçants honnêtes et par tous les consom-
mateurs.

le poids ou la mesure, ou d'en dissimuler la qualité inférieure ;

2° Lorsque le remède ou la denrée est la propriété de quelqu'un, ou est l'objet d'un brevet d'invention et est fourni dans l'état spécifié par le brevet.

3° Lorsque la denrée ou le médicament est composé ainsi qu'il est mentionné dans le présent Acte ;

4° Lorsque la denrée ou le remède est inévitablement mélangé avec une matière étrangère par suite de la production ou de la préparation.

Vente de comestibles et de médicaments composés.

7. Il est interdit de vendre toute denrée et tout remède composés, faits avec des ingrédients autres que ceux demandés par l'acheteur, sous peine d'une amende n'excédant pas 20 livres (500 f.).

Des étiquettes et suscriptions.

8. Il est entendu qu'il n'y aura pas de contravention à l'article précédemment énoncé touchant la vente d'un aliment ou médicament mélangé à une substance inoffensive, non dans le but frauduleux d'en accroître le volume, poids ou mesure ou d'en dissimuler la qualité inférieure, si toutefois au moment de délivrer le produit on fait connaître le mélange à la personne qui le reçoit, par une étiquette distinctement et lisiblement écrite ou imprimée sur l'objet.

Défense d'enlever à un produit une de ses parties et de le vendre dans cet état sans en donner avis.

9. Aucun de ceux qui auront l'intention de vendre sans avis un produit dont l'état primitif ne sera plus entier, ne pourra enlever à un aliment une de ses parties, de nature à en modifier la qualité, substance, ou composition, et ne pourra vendre un produit ayant subi cette modification sans en faire la déclaration, sous peine d'une amende n'excédant pas 20 livres (500 f.).

Nomination et fonctions des analystes, et modes de procéder pour les analyses.

Nomination des analystes.

10. Dans la ville de Londres et ses franchises (*liberties* franchises, dépendances privilégiées) les commissaires

des égouts de la ville, dans toute autre partie de la métropole l'assemblée des marguilliers et les conseils de district agissant en vertu de la loi dans l'intérêt de l'administration locale de la métropole, la cour des *quarter sessions* (sessions trimestrielles) de chaque comté, et le conseil municipal de chaque bourg ayant en propre une cour de *quarter sessions*, ou ayant en vertu d'un Acte général ou local du Parlement ou autrement un établissement en propre de police, pourront à leur gré, après la promulgation du présent Acte, lorsqu'aucune nomination n'aura été faite à cet effet, et en tous cas, aussitôt qu'une vacance de l'emploi se produira, et sur l'ordre du *Local Government Board*, devront, pour leur ville, district, comté, bourg respectif, nommer aux fonctions d'analyste une ou plusieurs personnes possédant les connaissances, l'habileté et l'expérience voulues, pour analyser toutes les substances alimentaires et médicamenteuses vendues dans ladite ville et dans lesdits districts métropolitains, comtés et bourgs. Les autorités mentionnées plus haut devront payer aux analystes la rétribution convenue de part et d'autre, et elles pourront à leur gré le ou les déplacer: toutefois ces rétributions et ces déplacements seront en tous temps soumis à l'approbation du *Local Government Board*, qui pourra exiger que des preuves satisfaisantes de compétence lui soient données et qui pourra accorder son approbation entière ou avec des réserves sur la rétribution et sur le déplacement.

Il est entendu que nul ne sera à l'avenir nommé analyste en vertu du présent article s'il est directement ou indirectement engagé dans un commerce ou état ayant rapport avec la vente des comestibles ou des médicaments.

11. Le conseil municipal d'un bourg pourra décider que l'analyste choisi par un bourg voisin ou pour l'endroit où se trouve ce dernier, agira pour son bourg pen-

dant le temps que ledit conseil décidera ; il devra alors prendre les mesures nécessaires pour la rétribution de cet analyste, et ce dernier, sur son consentement, sera pour ce temps conformément au présent Acte l'analyste de ce bourg.

12. Tout acheteur d'une substance alimentaire ou médicamenteuse dans un lieu faisant partie d'un district, comté, ville ou bourg où se trouve un analyste nommé en vertu de cet acte ou de tout autre abrogé par le présent Acte, aura le droit, en payant une somme n'excédant pas 10 shillings et 6 pence (environ 13ᶠʳ10ᶜ) à cet analyste, ou s'il n'y en a pas alors en titre pour cet endroit, en payant à l'analyste de tout autre lieu la somme convenue entre eux, de faire analyser le produit et de recevoir de l'analyste un certificat attestant le résultat de l'expertise.

13. Tout *medical officer of health* (1) inspecteur de la salubrité, inspecteur des poids et mesures, inspecteur de marché, ou agent sous la direction et aux frais de l'autorité locale pour l'exécution du présent Acte, pourra prélever tout échantillon de denrée ou de médicament : s'il soupçonne que le produit ainsi livré lui a été vendu contrairement à une des dispositions quelconque du présent acte, il le soumettra à l'analyse de l'analyste du district, ou s'il n'y a pas d'analyste en titre pour cet endroit, à l'analyste de tout autre lieu ; celui-ci, sur le reçu de la rétribution prévue par l'article précédent, analysera l'échantillon avec toute la diligence possible, et donnera au *medical officer* ou à l'agent un certificat spécifiant le résultat de l'analyse.

14. Tout particulier qui achète un produit dans le but de le faire analyser devra, aussitôt l'achat consommé, donner au vendeur ou à son agent avis de son intention de soumettre le produit à l'analyste public ; puis il devra

(1) Médical officer, agent médical, médecin sanitaire, agent légal préposé ou délégué à la santé publique.

offrir de diviser sur-le-champ le produit en question
en trois parties : chacune de ces parties sera marquée
et scellée ou attachée suivant la nature de l'objet.
Le vendeur en conservera une, l'acheteur en gardera
une autre comme sujet de comparaison et s'il, le juge à
propos, il soumettra la troisième à l'analyste public.

15. Si le vendeur ou son agent refuse l'offre de l'acheteur de diviser le produit acheté en sa présence, l'analyste à qui il sera soumis, devra le partager en deux
parts, et en sceller ou attacher une, qu'il remettra sur le
reçu de l'échantillon ou lorsqu'il délivrera son certificat
à l'acheteur, et ce dernier devra conserver cette part
comme pièce de conviction au cas où l'affaire serait portée devant les tribunaux.

16. Lorsque l'analyste public demeurera à plus de deux
milles de la personne qui demande à faire analyser un
produit, ce produit pourra lui être transmis par la poste
comme lettre enregistrée, mais sera soumis aux règlements que le directeur général des postes pourra faire
concernant le port et la distribution d'article de ce
genre (1), et les frais de port seront à la charge de la
personne qui poursuit, suivant le cas.

17. Lorsque tout officier, inspecteur, ou agent mentionnée plus haut demandera à acheter un produit comestible ou un médicament mis en vente ou à vendre en
détail dans un immeuble, local ou magasin, et offrira le
prix demandé pour la quantité qu'il veut faire analyser,
mais qui ne doit pas dépasser le nécessaire, et que la
personne qui met ce produit en vente refusera de le lui
vendre, elle sera passible d'une amende n'excédant pas
10 livres (250 f.).

18. Le certificat de l'analyste devra être conçu dans

____

(1) Ces règlements ont été faits depuis par le directeur général des
postes.

la forme mentionnée dans l'annexe ci-jointe, ou dans une forme analogue.

Rapport trimestriel des analyses publics.

19. Tout analyste nommé en vertu d'un acte abrogé par le présent, devra faire aux autorités qui l'ont nommé un rapport trimestriel sur le nombre des prélèvements analysés par lui pendant le trimestre précédent; il y indiquera le résultat de chaque analyse, et la somme qui a été payée. Ce rapport sera présenté à l'assemblée suivante des autorités qui ont nommé l'analyste, et qui devront chaque année en transmettre une copie certifiée exacte au *Local Government Board* à l'époque et sous la forme que ce *Board* désignera.

Mesures contre les contrevenants.

Procédure contre les contrevenants.

20. Lorsque d'après le certificat de l'analyste public, il y aura eu contravention à l'un des articles du présent Acte, la personne qui a fait faire l'analyse pourra, pour le recouvrement de l'amende imposée en conséquence de la contravention, s'adresser à la justice de l'endroit où cette contravention a été commise, jugeant conformément au *summary jurisdiction acts* (actes sur la procédure ou justice sommaire).

Toute amende imposée en vertu du présent Acte sera en Angleterre recouvrable conformément aux statuts 11 et 12, Vict. c. 43.

Toute pénalité imposée en vertu du présent Acte pourra être réduite ou mitigée suivant l'arrêt de la justice.

Production du certificat de l'analyste public, qui pourra être appelé à comparaître. Le défendeur et sa femme peuvent être entendus.

21. Dans l'instruction d'une affaire de ce genre, la production du certificat de l'analyste public sera un témoignagne suffisant pour l'établissement des faits, à moins que le défenseur ne requiert la comparution de l'analyste en qualité de témoin. Les parties du produit conservé par l'acheteur devront aussi être produites; le défendeur pourra toutefois, à son gré, demander que

lui-même (ou sa femme) soit entendu, en qualité de témoin à décharge.

22. Les magistrats devant qui une plainte aura été portée ou la cour ayant à juger en appel, pourront, en vertu du présent Acte, sur la requête de l'une ou l'autre partie, envoyer tout comestible ou médicament aux commissaires des finances qui le soumettront à l'analyse des chimistes de l'administration à Somerset-House, et donneront à la justice un certificat du résultat obtenu ; les dépenses occasionnées par cette analyse seront supportées par le demandeur ou le défendeur, suivant la décision des juges.

Contre-expertise par les chimistes de Somerset-House.

23. Toute personne convaincue d'une infraction qui, en vertu du présent Acte ou d'un autre acte abrogé par le présent, est du ressort des magistrats, pourra en appeler en Angleterre à la session générale suivante ou session trimestrielle de la cour siégeant pour la ville, le comté, ou l'endroit où l'infraction a été commise, pourvu que cette personne ait dans un délai de trois jours, pris avec deux répondants l'engagement de comparaître pour entendre le jugement du tribunal, et de payer les frais que ce dernier imposera. Les magistrats devant qui la cause sera portée sont par le présent Acte autorisés à recevoir cet engagement et requis de le faire prendre.

Clause relative aux appels.

La cour siégeant en session générale ou trimestrielle devra entendre et juger la cause en appel, et elle pourra, suivant son opinion, condamner aux frais la partie appelante ou la partie adverse.

24. Lorsque, dans une poursuite faite en vertu de la présente loi, le fait d'avoir vendu un produit falsifié sera prouvé et que le défendeur désirera s'appuyer sur une exception ou disposition quelconque du présent Acte, c'est à lui qu'il appartiendra de faire la preuve de ce qu'il avance.

Dans toute poursuite c'est au défendeur de prouver qu'il est protégé par une exception ou un article de la loi.

Renvoi
des
poursuites.

25. Lorsque le défendeur prouvera. conformément à l'avis des magistrats ou de la cour, qu'il a acheté le produit en question comme étant de la nature. substance, et qualité demandées par le poursuivant, et, avec preuve écrite à l'appui, qu'à l'époque de la vente il n'avait aucune raison de croire que le produit différait de celui qu'il avait demandé, et qu'il l'a vendu dans l'état où il l'avait acheté, il sera renvoyé de la poursuite, mais restera passible des frais exposés par le demandeur, à moins qu'il ne lui ait donné avis qu'il s'appuierait sur la défense sus dite.

Application
des amendes.

26. Dans le cas de poursuite faite par le *medical officer*, l'inspecteur ou l'agent d'une autorité ayant un analyste attaché à son district, toute amende imposée et à recouvrer sera payée à ce *medical officer*, inspecteur ou agent, et versée par lui à l'autorité pour laquelle il agit : cette amende sera appliquée aux dépenses encourues pour l'exécution de la présente loi, nonobstant tout statut qui s'y opposerait ; mais dans le cas de toute autre poursuite, l'amende sera payée et appliquée en Angleterre conformément aux actes de *summary jurisdiction*.

Pénalité
en cas de
contrefaçon
du certificat.

27. Toute personne qui contrefera ou emploiera, le sachant faux, un certificat ou écrit pouvant servir d'attestation, sera coupable de délit et sera passible d'un emprisonnement ne dépassant pas *deux années avec travaux forcés*.

Pénalité
en cas d'application
de certificat
à un autre
produit.

Toute personne qui volontairement, en vue de quelque disposition de cet Acte, appliquera à un produit comestible ou à un médicament une attestation (ou certificat) donnée pour un autre produit, sera en vertu du présent Acte coupable d'une infraction audit acte passible et d'une amende n'excédant pas 20 *livres* (500 fr.).

Pénalité
en cas de
faux.

Toute personne qui, en traitant avec un acheteur au sujet d'un produit vendu par elle en qualité de propriétaire ou d'agent, donnera une fausse attestation, sera, en vertu du présent Acte, coupable de délit et passible d'une amende n'excédant pas 20 *livres* (500 fr.).

Enfin toute personne qui délivrera un produit vendu et portant une étiquette décrivant faussement l'objet, sera, en vertu du présent Acte, coupable d'une infraction audit acte, et passible d'une amende n'excédant pas 20 *livres* (500 fr.).

Pénalité en cas de fausse étiquette.

28. Rien dans le présent Acte n'affectera le pouvoir de procéder par accusation, ou de prendre toute autre mesure contre les délinquants, ou n'interviendra d'une manière quelconque dans les contrats, ou conventions entre particuliers ou dans les droits et pouvoirs qui y sont attachés.

De la procédure et des contrats entre particuliers.

Il est entendu que dans toute poursuite intentée par un particulier pour infraction de contract dans la vente d'un comestible ou d'un médicament, ce particulier pourra recouvrer le montant de l'amende seul, ou avec les autres dommages recouvrables par lui en vertu du présent Acte, conjointement avec les frais de poursuite et de défense encourus par lui, lorsqu'il prouvera que le produit incriminé lui a été vendu comme étant de la qualité, substance et nature demandées, qu'il l'a acheté sans savoir qu'il différait de celui qu'il avait demandé, et qu'il l'a revendu dans le même état : toutefois le défendeur aura en ce cas la liberté de prouver que la poursuite est injuste, ou que le montant des frais imposés ou réclamés est trop élevé.

Dépenses en exécution du présent acte.

29. Les dépenses faites en exécution du présent Acte seront supportées, dans la ville de Londres et ses *franchises*, par l'impôt consolidé levé par les commissaires des égouts; dans le reste de la métropole par tout revenu ou fonds affectés aux dispositions du présent Acte par l'administration locale de la ville, et dans tout le reste de

Dépenses en exécution du présent acte.

l'Angleterre, par le revenu du comté pour les comtés, et par le revenu du bourg pour les bourgs.

30. A partir du premier jour de janvier 1876, le thé importé comme marchandise et débarqué dans un port de la Grande-Bretagne ou d'Irlande sera soumis à l'examen des personnes nommées par les commissaires des douanes, et dont la nomination aura été approuvée par le Trésor pour l'inspection et l'analyse de ce produit. A cet effet des échantillons pourront, sur la décision des inspecteurs, être pris et soumis aux analystes désignés à cet effet; et lorsque, à l'analyse, ce thé sera trouvé mélangé avec des matières étrangères ou avec du thé épuisé, il ne sera délivré pour la consommation, l'approvisionnement des navires ou l'exportation, que sur l'autorisation des commissaires et dans les termes et aux conditions fixés par eux; mais lorsque, de l'avis de l'analyste, ce thé sera reconnu impropre à l'alimentation, il sera confisqué, et détruit ou employé autrement suivant la décision des commissaires.

31. Le thé auquel le terme « épuisé » est appliqué dans le présent Acte, signifiera et comprendra tout thé privé par infusion, décoction ou autre procédé, de ses qualités et propriétés.

32. Pour tout ce qui concerne l'exécution du présent Acte les cinq ports non compris dans la juridiction des bourgs feront partie des comtés où ils sont situés et seront du ressort des cours de ces comtés.

33. Le présent Acte est applicable à l'Écosse.

34. Le présent Acte est applicable à l'Irlande.

35. Le présent Acte entrera en vigueur le 1ᵉʳ octobre 1875.

36. Le présent Acte portera le titre « d'Acte sur la Vente des substances alimentaires et pharmaceutiques, 1875 ».

ANNEXE

FORME DE CERTIFICAT

A M. (*a*).

Je soussigné analyste public pour   certifie par le présent que j'ai reçu le   jour de 18   ,de (*b*)   , un échantillon de à analyser (lequel pesait (*c*)   ), et que je l'ai analysé. Je déclare en outre que le résultat de mon analyse est le suivant :

Je suis d'avis que c'est un échantillon de naturel, ou,.

Je suis d'avis que ledit échantillon contient les substances suivantes, ou la quantité suivante de substances étrangères.

OBSERVATIONS (*d*)

En foi de quoi j'ai signé le   jour de,

A. B.

(*a*) Ici doit être inséré le nom de la personne qui fait analyser le prélèvement.

(*b*) Ici doit être inséré le nom de la personne qui transmet l'échantillon.

(*c*) Quand il est impossible de peser le produit, ce passage doit être effacé ou laissé en blanc.

(*d*) L'analyste peut à son gré dire s'il est d'avis que le mélange (s'il en existe) a été fait dans le but de rendre le produit portatif, ou mangeable, de le conserver, de lui donner meilleure apparence, ou si ce mélange était inévitable, et il établira si les matières ou ingrédients étrangers sont nuisibles ou non à la santé.

Dans les certificats concernant le lait, le beurre ou toute autre substance s'altérant facilement, l'analyste indiquera les modifications dans la composition du produit qui seraient de nature à influer sur le résultat de l'analyse.

Méd. publ. en Angleterre.

TABLE DES MATIÈRES

7527-83. — Corbeil. Typ. et stér. Crété.

[illegible]

www.ingramcontent.com/pod-product-compliance
Lightning Source LLC
Chambersburg PA
CBHW071722130725
29531CB00035B/1626